1万人超
を救った
メンタル
産業医の

職場の「しんどい」が

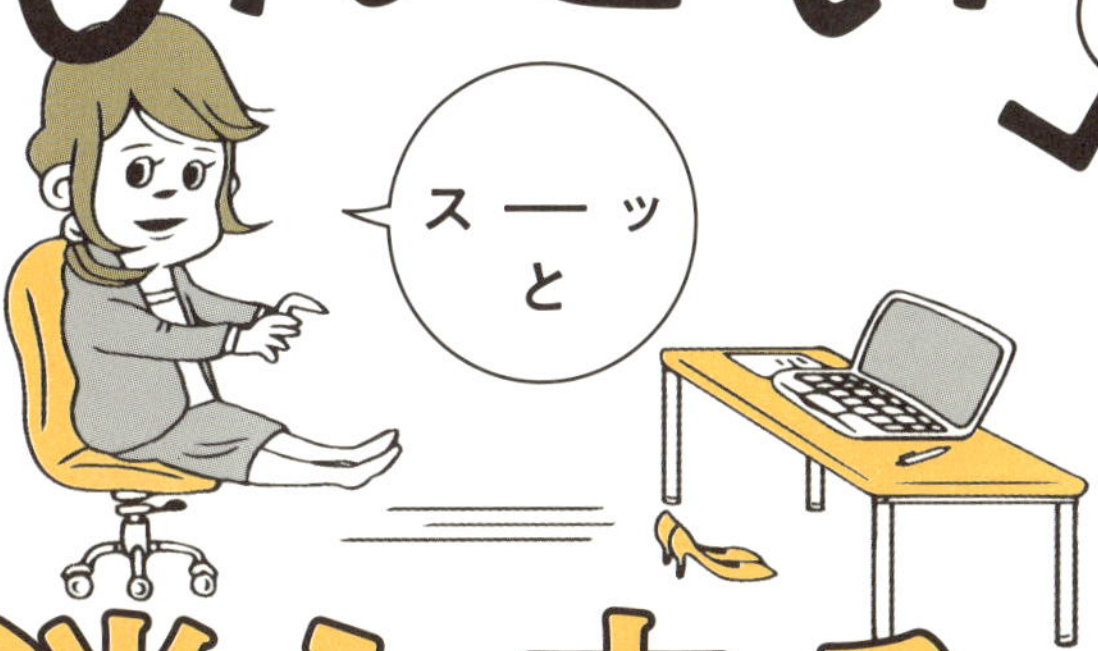

消え去る大全

産業医・精神科医
井上智介
Tomosuke Inoue

大和出版

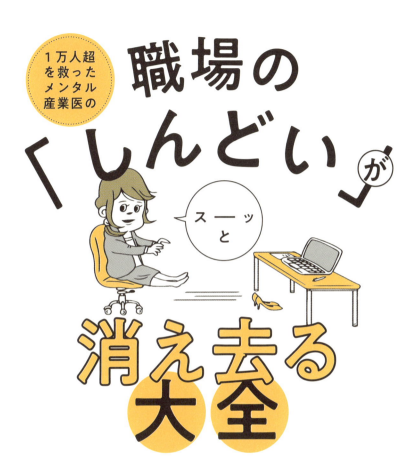

はじめに
職場の「しんどい」、解決できます

この本を手に取ってくださって、ありがとうございます。

いきなりですが、まずは質問させてください。あなたは今、こんな悩みを抱えているのではないでしょうか？


「きっと今日も、あのパワハラ上司に怒られる……」

「何か周囲から浮いている気がする」

「頑張っても結果が出なくて、自己嫌悪に陥るばかり」

「NOと言えずに仕事を引き受けて、深夜残業続きでもう限界……」

「とにかく会社に行きたくない。よく眠れないし、毎朝具合が悪い」


これには当てはまらなかったとしても、職場でつらく、しんどい思いをしているからこそ、こうして読んでくださっているのですよね。

もう大丈夫です。なぜなら、この本は人付き合いから仕事への取り組み方まで、職場において起こり得る様々な「心の問題」とその解決策をケースごとにまとめた大全だからです。

そのうえで、あなたに最初にお伝えしたいことがあります。

それは、**会社はあなたの心を守ってくれない**ということです。

どうしていきなり身も蓋もないことを言うのかと、驚かれたでしょうか。

もちろん、あなたを不安にしたいわけではありません。

ですが、**他の誰でもないあなた自身に、まずは「自分の心を守る」という強い気持ちを持っていただきたい**のです。

「そんなこと言われても無理。どうしたらいいかわからない」という、あなたの声が聞こえてくる気がします。

繰り返しになりますが、大丈夫です。何しろ、この本には、あなたが無理なく自分の心を守れるようになるコツがたくさん詰まっているのですから。

初めまして。

私は、大阪で産業医・精神科医として活動している、井上智介と申します。

兵庫県で生まれ育ち、大学は島根大学に進学。医学部に在学中から、「卒業後はメンタルヘルスを専門にしよう」と決意していました。

きっかけは、精神科での研修です。お恥ずかしい話ですが、私はそこで初めて、「精神科の治療って、こんなにも患者さんの生活や人生に密着しているんだ」という事実に衝撃を受けました。

精神科医は、例えば内科医・外科医のように病気そのものを見る（診る）というより、**「その人の人生を丸ごと見る」**立場にいます。その特性に強く惹きつけられたことで自分の〝使命〟を感じて、精神科医としての道を歩むことを決断しました。

晴れて精神科医となってからは、様々な病院やクリニックで患者さんと向き合い、治療を行ってきました。ありがたいことに、そこでは、私の治療によって、今まで会社に行けなかった方が、回復してまた行けるようになる姿を何度も目にしています。

しかし、その一方で気になっていたのは、精神科を受診される患者さんの多くが、かなり重症になってから、ようやく病院に来ているということです。世の中にはまだ多くの偏見が残っていて、精神科や心療内科を受診することのハードルの高さを痛感する毎日でした。

そんな私でしたが、ある時、先輩医師から声をかけていただいたことがきっかけで、産業医の仕事も始めることに。

産業医とは、一言で表すと**「働く人たちの健康を守るアドバイザー」**。従業員の健康管理や、安全な職場環境について、医師の立場からサポートを行います。

中でも最も重要なのが、**従業員の心と体の健康を支える仕事**です。心身の状態によっては、ドクターストップをかけることもあります。

手探りながらも産業医として働き始めた私が直面したのは、**「職場での人間関係がうまくいかない」「自分に自信が持てない」「仕事がつらい」**といった悩みを抱える人があまりにも多いことと、**その悩みの深さ**です。

そうした方々に毎日接しているうちに、私の中に芽生えてきたのが、**「病院に行く必要が出る前に、自分を守る方法を知ってほしい」「もっと職場で笑顔になれる人を増やしたい」**という思いでした。

現在は、直接お会いする従業員の方々や患者さんはもちろん、「今、悩み苦しんでいる、見知らぬ人の力にもなりたい」という考えから、ブログやツイッターなどで情報発信したり、全国各地でイベントを開催しています。

さて、先ほど述べた「自分を守るためのコツ」――その前提となるのが、**「人生は60点で合格」**という考え方です。

詳しくは本文でお話ししますが、要は何事も「ちゃんとしなくちゃ」「頑張らなくちゃ」と100点満点を目指すのではなく、「失敗したり、うまくいかなかったりするのは当然だもんな」と、今の自分を丸ごと受け止める心構えでいることが大切だということです。

そう、まずは「人生は60点で合格」というスタンスを取ったうえで、今の自分の悩みに向き合っていく――それがスタートラインになるのです。

ただ、実際にどんな場面で、どのように考えたり行動したりすればいいかは、なかなかわからないもの。

そこで、この本には、職場で起こり得るあらゆる悩みに対して、すぐに実践できて効果を上げることのできるノウハウを凝縮しました。

いくつか例を挙げると……

- **パワハラ上司に苦しんでいるなら「期間限定思考」で接する**
- **仕事を押しつけられる一方で体も悲鳴を上げているなら「先制パンチワード」で断る**

●何をしても自信が持てないなら「ダ行」を封印してみる

これらはほんの一部ですが、この本でご紹介するのは、どれも私が産業医として延べ1万人以上を診てきた経験を通して生み出した独自の手法であり、多くの人に大きな効果があったものです。

具体的には、「パワハラ上司に苦しんでいる」「会社に行くのがつらい」「疲れが取れない。毎日何も楽しくない」「どうしても嫌いな人がいる」「仕事に向いていないと思う」「不安な気持ちを誰にも相談できない」など、職場で起こる様々な悩み・問題をカテゴライズし、それぞれに応じた現実的な対処法をお話しししています。

その意味では、まさに職場の「しんどい」を解決する大全だと言っていいものと自負しています。

なお、私が産業医として掲げているモットーがもう1つあります。

それは、**「ラフに生きる」**というもの。

「ラフ」には、「rough（大ざっぱな）」と「laugh（笑い）」の2つの意味を込めていて、言葉の通り「大ざっぱに笑って生きていこうよ！」というメッセージです。

この本では、そうした「ラフに生きるコツ」についてもたくさん触れています。難しいことは一切ありません。

目次を見て気になったところから、気軽に読んでいただければと思います。

この本を読むことで、あなたが自分らしく楽しく働けること、そして、あなたの心と体にエネルギーが満ち溢れていくことを、心から願っています。

産業医・精神科医　井上智介

職場の「しんどい」がスーッと消え去る大全　目次

はじめに
職場の「しんどい」、解決できます

PROLOGUE

「働くのがつらい」
——今、潰れそうになっていませんか？

CONTENTS

CHAPTER 1

もう頑張れない

――「見える化」と「開き直り」で自分を誰より大切に

CONTENTS

CHAPTER 2

人間関係がつらい
――揺らがない自分だけの「評価軸」を持とう

CONTENTS

CHAPTER 3

自信が持てない

―自己肯定感を高めるシンプルな方法

CONTENTS

CHAPTER 4

仕事が終わらない

焦りや不安を取り除けばスムーズに回る

CONTENTS

CHAPTER 5

心を軽くするメンタルハック

CONTENTS

装丁・本文デザイン:井上新八
イラスト:ヤギワタル
DTP:システムタンク　白石知美

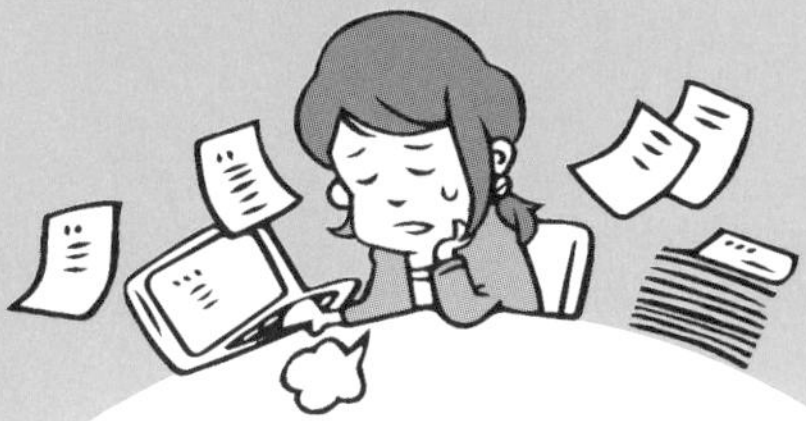

PROLOGUE

「働くのがつらい」——今、潰れそうになっていませんか？

あなたを守れるのはあなただけ

セルフケア、できていますか？

「はじめに」でもお話ししましたが、まず理解していただきたいのが、「（ほとんどの）会社はあなたの健康を守ってくれない」ということです。

「冷たい」「じゃあどうしようもないよ」と思う方もいるかもしれませんが、あなたを怒らせたり悲しませたりしたいわけではありません。

今は、「自分の健康は自分で守る」時代です。そして、あなたの健康は、ひいては命は、最も大切なもの。

それをいつも覚えていてほしいのです。

現代社会では、うつ病などの精神疾患と診断される人の数が、どんどん増え続けています。

その背景には様々な原因がありますが、私は産業医の視点から、**「社会の余裕のなさ」**を挙げたいと思います。

バブルの崩壊、リーマンショックなどの経済危機を経て、ここ数年、アベノミクス効果で景気は上向きになっていると報道されています。

しかし、働く人たちの中でそれを実感している人はごく少数でしょう。

実際には、働いても働いても給料は上がらず、人手も足りない状態が続いている会社がほとんどです。そして、その結果、長時間労働を強いられ、ストレスや疲労がどんどん溜まり、仕事のパフォーマンスが落ちていく……。

多くの人がこのような悪循環に陥っているのです。

この悪循環を断ち切るために、自分自身の「心のお手入れ（セルフケア）」ができればいいのですが、そういう人は少数派だと感じます。

「自分にしかわからない仕事が残っているので、休めません」

「休むと周りに迷惑をかけてしまうので……」

こんなふうに、ちょっとしたブレーキですら、作動させることを躊躇してしまい、自分をいたわることができない人がほとんどなのです。

交感神経の〝張り切りすぎ〟に注意

そのような状態が続けば、心も体もすり減っていくのは言うまでもありません。

ゆっくり休むことはもちろん、病院に行く時間すら取れない。そうして、本当は治療が必要な段階になっているのに、何もせずに時間だけが過ぎ、心の「しんどさ」はどんどん悪化していく一方――。

会社側はこんな時、どうすると思いますか？

多くの場合、従業員のつらそうな様子を把握しているにもかかわらず、貴重な労働力を失うことを恐れて、「本人も『まだ大丈夫』と言っていることですし……」と見て見ぬふりをして、さらに無理をさせてしまいます。

少し医学的なお話をしましょう。

人間には、自律神経が備わっています。自律神経は、体内をベストな状態に保つために、24時間働き続けている神経です。体が活動している時・頑張っている時や昼間に活発になる交感神経と、リラックスしている時や夜に活発になる副交感神経があります。

仕事を頑張る時間が長ければ長いほど、交感神経を刺激する時間が長くなります。交感神経が刺激され続けると、血圧が上昇し、心臓や脳に負担がかかります。それが慢性的に続けば、心筋梗塞や脳卒中など、命に関わる重大な病気にかかるリスクも高まります。そして、それらの病気こそ現代の過労死の原因となっているのです。

過労死は最も避けなければいけない結末ですが、その前にまず、過度の頑張りで失われてしまう「睡眠時間」にもっと注意してほしいと思います。

睡眠時間を軽視する人が非常に多いのですが、睡眠時間が削られると、脳を休ませる時間が減ります。

すると、さらに疲れが溜まっていきます。

結果として正常な判断ができなくなり、休む・やめるといったブレーキをかけることが非常に難しくなってしまうというわけです。


こうなる前に、しっかり自分の心と体の状態を把握し、対処できるようにしておくのが何より重要です。

すでに述べたとおり、あなたのことは、他の誰でもないあなた自身が守っていくべき時代なのです。

人生は「60点合格」が一番心地いい

スマホ・SNSがあなたを蝕む

「自分の心と健康は自分で守る」と前項でお話ししましたが、頭ではわかっていても、実行に移すのはなかなか難しいものです。

なぜなら、職場には、他にも働いている人がいます。

他の人と比較して、「自分はまだまだな存在だ」「もっと上を目指さないといけない」と思うこともあるでしょう。

思い描く100点満点の理想と、現実の自分自身との間にあるギャップ。

これを埋めるために努力をするのは素晴らしいことです。

しかし、誰しもすぐに成長できるわけではありませんので、ギャップもすぐには埋められないもの。

そのせいで長期間悩み続けることこそ、現代人の心の足かせになっています。

さらに今は、パソコンやスマホで、誰とでもすぐにつながることが可能となりました。他の人の様子が簡単に見えるようになりましたから、自分と他人の比較が容易にできる時代になったとも言えます。

たとえば、SNS。あなたも、日常的にツイッターやLINEなどのSNSや、ブログを見たり使ったりしているでしょう。

それによって、有名人と自分を比べて、「すごいな。それに比べて私は……」と落ち込んだり、フェイスブックを通して同級生の暮らしぶりを知って「もっと頑張らないとまずい」と焦ったりしたことはありませんか？

しかし、誰一人として、同じ境遇・環境で働いている人はいません。何をよしとして、どんな成果を100点とするかは十人十色なのです。

あなたの周りには、仕事帰りにジムに通って体を鍛えている人や、空いた時間を使って資格取得を目指している人がいるのかもしれません。

人それぞれ〝理想〟がありますが、「それはそれでいい」のです。

あなただって、毎日大変なのに社会生活を送っています。

自立して一人暮らしをしているかもしれませんね。

それでいいのです。すでに十分頑張っていることに気づいてください。

100点よりも大事なこと

そして、1つ、あなたにぜひ試してほしいことがあります。

それが、「人生の合格ラインを60点にすること」です。

やり方はとても簡単。

あなたの描く「100点満点の理想」に到達できないあなた自身を、丸ごと受け

入れてあげましょう。

例えば、

- 営業成績で月間トップになる
- 毎日一番に出社して仕事を効率的にこなす
- 1年以内に憧れていた会社・職業に転職する
- 年収を今より50万円上げる

こうした自分でありたい、目標を実現したいけれど、現実はまったく追いつかないとします。

そんな自分を「これでいいよね」と受け入れましょう。

理想まで40点くらい足りなくても、失敗して当然、うまくいかなくてOKだと考えます。

なぜなら、それも含めてあなた自身だからです。

あなたは、**ここまで一生懸命に頑張ってきたのですから、その努力を、そのまま認めてあげてください。**

何でもかんでもできる人間なんていません。

もし、「100点満点の理想どおりの自分」でないとダメだと心に決め、そしてそのために必死になって100点を取ったら、人はその後、どのようになるでしょうか。

答えは、「次回も100点を取らないと自分のことを許せない」という、まったく「余裕のない自分」が形成されてしまいます。

それはつまり、心に常に負荷をかけ続け、ゴールのないマラソンにチャレンジすることと同じです。

さらにいずれは、100点を取るためなら、人を蹴落としたり傷つけたりすることに抵抗すら覚えなくなってしまいます。

これに対して、「60点合格」にした人はどうでしょうか。

自分は失敗する人間だとちゃんとわかっているから、「失敗しても仕方ないな」と、自分自身の中に、〝残りの40点分〟の心の余裕ができます。

現代の働く人たちにとって一番必要なのは、心の余裕を積極的に作ることなのです。

それができれば、他の人が間違いや失敗をしても、「誰にだってそういうことはある」と、寛大に接する余裕にもつながるのです。

次の章からは、具体的に働くうえで抱えがちな悩みや問題について、どのように対処していけばいいかをお話ししていきます。

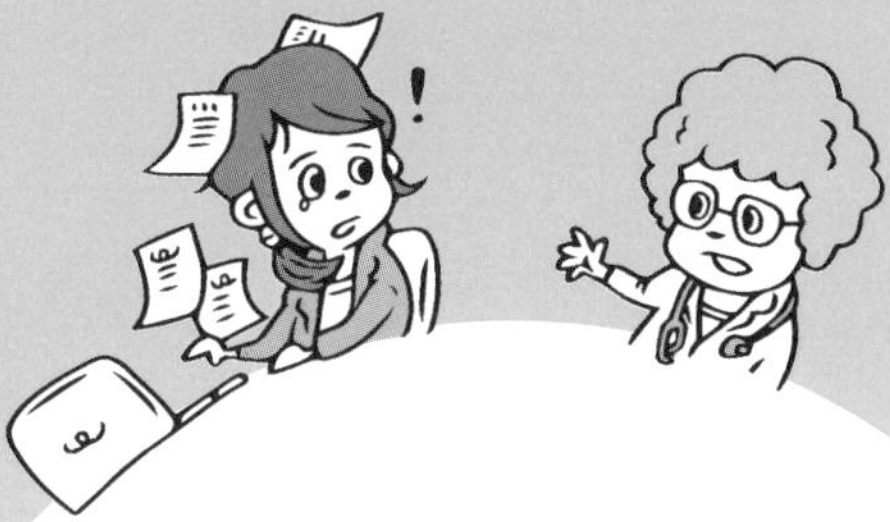

CHAPTER 1

もう頑張れない

「見える化」と「開き直り」で
自分を誰より大切に

根元を「見える化」すればラクになる

未来より今に集中を

あなたは、いつも何曜日に気持ちが沈みますか？

週の始まり、あるいは、疲れが溜まってくる週の後半だという人もいるでしょう。

私がよく聞くのは、「また月曜日から仕事だと思うと、日曜日の夕方には気持ちが沈んでしまう」という人です。

これを「サザエさん症候群」（日曜の夕方〜夜にかけ、次の日から始まる仕事のことを考えて落ち込んだり具合が悪くなったりする症状）と誰かが名づけていました。

もちろん正しい病名ではありませんが、ネーミングセンスがありますよね。

「明日からまた、どんな大変な仕事やつらい出来事があるのだろう……」と不安になるのはごく自然なことです。

この不安の「中身」は、時代とともに移り変わっています。

大昔に人が抱いていたのは、「今日1日を無事に生きられるかどうか」という、生命の維持に対する不安が主なものでした。

現代の不安は違います。より多くの安心や安全が担保されるようになり、命の危険を感じる必要はなくなりました。

しかし、その代わりに、将来の自己実現や、他人から認められるかどうかといった、「漠然とした不安」を抱えるようになったのです。

昔の人が「今」という視点から不安を抱いていたことと比較すると、現代では、より遠くの「将来」を見て、自分のキャリアや生き方に対して、不安を抱えるようになったと言えます。

現代に生きる私たちが不安を解消するためには、何ができるのか。

それは、**できる限り「今」という時間軸に集中すること**です。

遠い未来から視点をずらして、今やるべきこと、今できることに集中することで、余計な不安を抱えないようにしていきましょう。

3段階で不安は消せる

とはいえ、いきなり「今に集中」と言われても、何をすればよいかわからない人も多いと思います。

その場合は、ぜひ、**紙に書き出してみてください。**紙に書き出すことで、頭の中でいっぱいになっていた不安を「見える化」することができます。

例えば、あなたが今、いくつもの仕事を抱えていて、「あれもこれもやらなくちゃいけない。でも、全部終わるわけがない」と不安に感じているとします。

その場合は、こんなふうに書いてください。

A　2か月分の経費精算の提出と出退勤システムの入力
B　取引先に提出するプレゼン資料と見積書
C　上司から指示されている売り上げ一覧表
→これらをどれからやればいいかわからない

このように、仕事内容と、「どれからやればいいかわからない」という不安をそのまま書くのです。

すると、仕事が「見える化」されて、優先順位をつけやすくなります。

その優先順位に基づいて、Bが最優先であれば、まずBに取りかかりましょう。

ここで重要なのが、「AもCもいずれはやらなければいけないけれど、気にせずにBに集中する」ということ。

気にしすぎても、時間がとられるだけだからです。

将来的にやらなければいけないAやCのことを考えても、よほど器用な人でない限り、同時並行は困難ですから、考えてはいけません。

それこそが、悩みや不安の種になってしまいます。

そして、Bを終わらせるために、今、具体的に何をやるべきかを考えていきましょう。資料集め、あるいはデータ分析など、自分ができることに集中し、1つずつこなしていきます。

そして、Bが片づいたらAを……というふうに、1つずつ「不安」を消していきましょう。

書き出して「見える化」し、優先順位をつけていく。

これで、会社や仕事に対するあなたの憂うつな気持ちや不安を徐々に小さくすることができるでしょう。

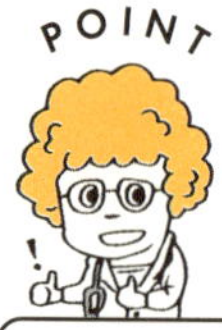

不安を消すには「書き出す」ことが効く。
書いて、「今」やるべきことに集中してこそ不安が消える！

毎日、「うまくいかない」「つらい」

産業医が教える「気分を持ち上げる3ステップ」

作業は「書くだけ」

「会社や仕事のこともだけど、毎日、気持ちが沈んでる」

あなたがこのような状態だとしたら、あなたは「心理的視野狭窄《しんりてきしやきょうさく》」に陥っていると言えるかもしれません。

心理的視野狭窄とは、特に自分に自信を持てない人に多いのですが、全体を俯瞰して物事を見ることができず、「できていない」「悪い状態」にばかりに注目してしまう様子を言います。

そうなると、次のような漠然とした不安が強くなっていきます。

● 理由はわからないが、なんとなくつらい
● 何もかもうまくいっていない
● 自分が何に困っているかもわからない
● 心配なことがありすぎて、何をすればいいかわからない

そんな状態の時こそ、ここでも「今の悩みや感情を紙に書き出す」という方法をやってみましょう。

ここでは、ステップが3つあります。

● ステップ1：不安や悩みを紙に書き出す
● ステップ2：自分でどうしようもないことは無視する
● ステップ3：今できることにチャレンジする

前項と同様に、紙に書き出して「見える化」することで精神的にスッキリしますし、モヤモヤを頭の外に出して切り離すという意味合いもあります。

さらに、そのモヤモヤに対して、第三者的に見下ろすこともできるのです。

実際に書き出した内容を見てみると、意外と、自分ではどうしようもないことが多かったりします。

具体例を挙げながら見ていきましょう。

ステップ1：不安や悩みを紙に書き出す

①提出資料を作成したけれど、上司の機嫌が悪くてチェックが厳しいかも……。
②来月の資格試験受かるかな……。
③来週末に実家に帰るが、また親から「結婚しないのか」とか言われそう。
④友達の会社が経営悪化して、給与が未払いらしいけど、うちは大丈夫かな。
⑤最近、寝つきが悪くなってきた。

◯ステップ2：自分でどうしようもないことは無視する

次が最も重要です。

ステップ1で挙げた5つの項目の中で、自分ではどうしようもないことは無視してみましょう。思いきり、鉛筆で×をつけてOKです。

例えば、①の上司の機嫌は、あなたの力ではどうしようもありません。環境やプライベートで機嫌を悪くすることはあるので、そこに気を取られても無駄ですし、考えて不安になる必要もありません。

③の結婚に関する親の干渉も、数日ではどうしようもできないことですので、悩む必要はありません。

④の会社の経営状況に関しては、今のあなたが心配して何かを大きく変えることができるか考えてみてください。もし、ポジション的に無理ならば、悩む必要はありません。実際に給与の未払いなどがあった時に、どのように動くかを考えたらいいのです。

ステップ3：今できることにチャレンジする

今度は、ステップ2を経て残ったものを見ていきます。

②に関して、今できることは勉強しかありません。合格するために、実直にコツコツと勉強していくことが必要です。

⑤に関しては、生活習慣を改めることができますね。

例えば、寝る直前までスマホでゲームをしているのであれば、それだけ脳が興奮しています。その状態で布団に入ったとしても、急には寝つけません。寝る2時間前にスマホのスイッチをOFFにして過ごす、などができることです。

もし、そのような工夫をしても改善されないならば、できることは、専門の医療機関を受診することかもしれません。

このように、自分がいかに努力をしても変えられないことは、どんどん切り捨ててください。

逆に、紙に書き出した項目の中で、自分でコントロールできることについては、ぜひトライしてみてください。

あなただけでなく、誰であっても、不安になったり、気分が上がらなかったりする時期があります。そんな時だからこそ、「60点で合格」をモットーに、自分がトライしたいことを十分に認めてあげましょう。

そうすることで、今何をすればよいのか視界がクリアになって、立ち止まっていた足がまた1歩ずつ動き始めますよ。

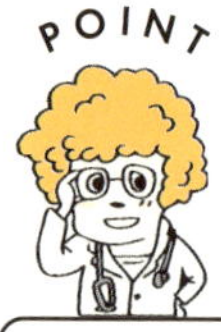

漠然とした不安には、①書き出す、②どうしようもないことなら×（無視）、③できることはトライ、の3ステップ。

仕事の意義がわからない

「ご飯が食べられたら、すごい！」と考える

やりがいさえあればいい……？

これまでに診てきた社員の方々やフォロワーさんからは、「仕事にやりがいや意義が見出せない。どうしたらいいですか」という質問をたくさんいただきます。

私から見ると、皆さん、仕事に対して肩の力を入れすぎているように思います。中には「私にはこの仕事しかない！」と、決め込んでいる人さえいます。

ですが、一度立ち止まって考えてみてほしいのです。

仕事には絶対に意義がないと、ダメなのでしょうか？

人生は、長く続いていくものであり、なるようにしかならないものでもあります。

そもそも、仕事に意義を見出せている人のほうが少数派です。

それよりも、きれいごとはなしにして、「生活するため」「お金を稼ぐため」と言えるほうが精神的にはとても健康的だし、立派だと思います。


社会人になったからといって、「夢や目標を常に持たないとダメ！」なんてルールはどこにもありません。

あなたはもう少年ではないので、大志なんて抱かなくてもいいのです。

「毎日ご飯が食べられて、温かい布団で寝られたらすごくいい」くらいの考えで、大変な思いをしながらも、毎日頑張っている自分をほめてあげましょう。

そのうえで、「今やっている仕事が、いつか誰かの笑顔につながればいいなぁ」というスタンスで働いてみるのは、いかがでしょうか。


私は立場上、高い目標や夢を追い続けて、バリバリと努力を積み重ねてきた人をたくさん見てきました。

しかし、社会とは冷酷な一面もあり、その目標を達成するには、本人の努力以外の要素が絶対的に必要なこともあります。

そのため、常に自己実現できる人ばかりではありません。

夢と現実のギャップに苦悩し、いつまでもそのギャップを埋められずに、身も心もボロボロになっていく人がたくさんいました。

だからこそ、1週間や1か月など、物事を〝長い単位〟で見るのではなく、今に集中して、「自分自身が今できることをボチボチとやっていく」という考えでいてほしいと思います。

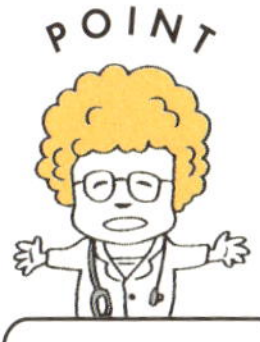

仕事に意義はなくてもＯＫ。
ご飯を食べて、ぐっすり寝られたらすごいと考えよう。

頑張れない自分に罪悪感

「いつも全力投球でいなくちゃ」なんて大間違い

「できないことだらけ」の裏を見よう

今まで、あなたは「手を抜くことは悪いこと」「休んでいる姿は人に見せるべきでない」と思ってきたのではないでしょうか。

学校教育や社会的な慣習のせいで、このように刷り込まれている人はたくさんいると思います。

何事に対しても全力投球することは、確かに素晴らしいことかもしれません。

しかし、ヘトヘトになっているにもかかわらず、自分でそれを見て見ぬふりをするのはやめてほしいのです。

今の世の中では、全力投球しても報われないことがたくさんあります。それなのに、100点満点の結果を出そうとして全力を振り絞っている人がいます。

このような時こそ、「60点合格」を思い出し、自分を許してあげてほしいのです。

もし、面倒なことやつらい出来事に直面したら、

「面倒なことをさせるな……。まぁ、自分のできる範囲でやるか」

というくらいの気持ちで取りかかってみてください。

60点合格の気持ちで始めたら、完成度を意識しすぎて精神的に追い込まれる可能性はグンと下がります。

そもそも、全てのことを完璧にできる人なんていません。

全力投球しているのに「うまくいかない」と考えている時は、41ページでお話しした「心理的視野狭窄」の状態になっているかもしれません。

実際は、2、3歩下がって物事を見てみると、自分が「優先度が高い」と考えている仕事だけがうまくいっておらず、それ以外ではたくさんうまくいっていること

があるのに、気づいていないだけ、ということもあります。
例えば、もし頼まれた仕事で失敗したとしても、

- **家族が全員、大きな病気もせずに健康で過ごせている**
- **フラッと立ち寄ったお店のご飯がおいしかった**
- **前から楽しみにしていたライブのチケットに当選した**

こんなふうに、あなたにとって「うまくいっていること」はたくさんあるのではないでしょうか。

全力投球を続けると、このようなことに気づく余裕は、全くなくなってしまいます。

嫌なヒト・コトからは離れていい

職場における3大ストレスは、次の3つだと言われています。

- 人間関係
- 仕事の量
- 仕事の質

中でも特に、人間関係で悩む人はたくさんいて、たった一人との関係がこじれることによって、今まで好きだった仕事が嫌いになってしまうこともあるほどです。

さらにその中でも問題となるのが、上司との関係。これが最もこじれやすく、会社員人生で大きな影響を受けやすいと言えるでしょう。

パワハラまではいかなくても、平気でチクチクと攻撃的な言動をする上司の下で働きたくないのは、誰だって同じです。

真面目な人は、その上司に対して、自分の居心地をよくするために、また、周囲の人にとってもプラスになることだと考えて、少しでも上司に心変わりしてもらお

う と考え、全力で色々な策を練ったりします。

しかし、その努力はほとんど成功しません。

他人を変えようとするのは立派なことですが、エネルギーも時間も非常にかかることであり、かなり困難です。

ですので、どのような場面であっても、他人を変えようとして労力を使うのは、スパッとあきらめましょう。

それより、**自分自身の受け止め方を変えたほうがよっぽどラク**だと言えます。

まず、たとえ上司であっても距離を取るのが一番です。

この距離は、物理的な距離と心理的な距離の両方の意味を指します。

距離の取り方についてはCHAPTER3で詳しくお話しさせていただきます。

仕事にも人間関係にも、今以上に全力投球をする必要はありません。

そのまま続けると、よほどタフな心身の持ち主でない限りは、いつか体を壊してしまいます。

あなたはすでに、十分頑張っているのです。

それをまず自分で認めてあげましょう。

あなたが少し手を抜いても、会社は簡単に潰れません。ですから、あなたはあなた自身を潰さないようにすべきなのです。

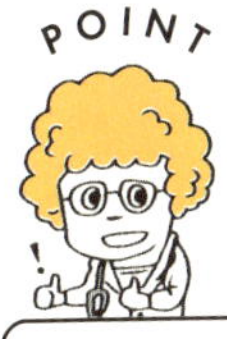

いつも全力投球はいいことなんかじゃない。
面倒なことには「できる範囲でやるかあ」でOK。

すぐに落ち込んでしまう

つらい気持ちは一人で抱えてはいけない

「不完全なあなた」に気づけたら

「精神科医やカウンセラーは心を扱うプロだから、落ち込んだりしないの?」

時々、こんな質問を受けることがあります。

そして、答えはNO。

私たちも、しょっちゅう傷ついたり落ち込んだりしています。

生きている限り、常に調子が右肩上がり、なんて人はいません。

世間から「心を扱うプロ」と言われていても、どん底に沈んで、今まで味わったことのないつらさを感じる時だってあります。

絶好調の時も絶不調の時もあるのが、人生というものです。

ただし、何かつらいことがあった際の、波の大きさの感じ方は、人それぞれ違います。特に人間は、悪いことが起きた時のほうが、大きく感じやすいのです。

例えば、「500円玉を落としてなくした時のショック」と、「500円をもらった時の喜び」は、どちらが大きいでしょうか。

きっと、500円を失ったショックのほうが大きい、という人が多いと思います。

1つでも悪いことがあると、それをずっと引きずってしまい、「人生がまったくうまくいかない」と思い込んでいる人もいます。

そのような人の共通点として、「ネガティブな気持ちを吐き出す場所がない」ことが挙げられます。

たとえ、そのような場所が準備されていたとしても、他人に自分の悩みを打ち明けるのは恥ずかしいと考え、全てを自分一人で抱え込み、ふさぎこんでしまうのです。

友人や家族などの身近な人に話しにくいなら、ぜひ、産業医や心理カウンセラーなどを活用してもらえたらと思います。それもすぐにできないという場合は、ある程度、自分の考え方を変えていく必要があります。

そのためにまず最初に行うべきことは、**「今の現状をまるごと受け入れてあげる」**ことです。もちろん、つらいことに変わりはないのですが、このような時は開き直りも1つの武器になります。

「人生はこんなもんだよなぁ」と、割り切って考えることも大切です。

うまくいかない人生を丸ごと受け入れたうえで、自分としては十分に頑張っていることを評価してあげてください。

努力した結果であることをそのまま受け入れてあげてください。

何でもかんでも100点満点にこなせない自分の存在に、気づくことができます。

大半の人間はそうであるのに、案外、認識できている人は少ないのです。

もしも、明らかに自分の限界を超えるような苦しみやつらい出来事であれば、それは一人で対応すべきではありません。

一人で限界を超えると、たとえ最終的に問題を乗り越えられたとしても、あなた自身が大きな精神的ダメージを受けることになります。一人で立ち向かっていく必要がある状態ならば、「自分のできる範囲でだけやろう」と、割り切った感情を持ちながら進めていってください。

そして、自分で自分のことを大切に扱い、あなた自身を守ったことを誇りに感じてください。

POINT

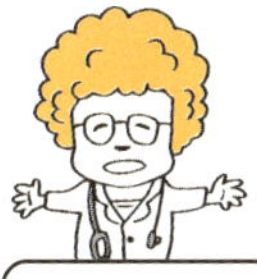

つらい出来事や気持ちはなるべく誰かに吐き出そう。それが難しいなら、「人生はこんなもの」と開き直ろう。

何だか体までしんどい

3大SOSを感じたら即・休憩&治療を

体は心の疲れに正直です

病気やケガは、誰もが早期発見・早期治療をしたいと考えますよね。

会社での健康診断は、病気の早期発見を大きな目的の1つとしています。

自覚症状がなくても、健診で思わぬ疾患が見つかることもあります。

しかし、心の健康(メンタルヘルス)に関しては、まだまだ早期発見・早期治療に対する意識が低いのが現状です。

精神科や心療内科を受診するというのは、ハードルが高いのでしょう。

実際に病院を訪れた時には、最初に症状が出てからすごく時間が経っていて、症状がとても重くなっているというケースが多いと感じます。

そこで、メンタルヘルスに関しても、適切なタイミングであなたに〝早期発見〟をしていただけるように、どのような点に気をつけたらいいかお話しします。

ここでの「早期発見」とは、今まで病気だと気づいていなかった人が初めて気づくというだけではなく、治療中の人が、徐々に悪化していることを知る、ということも意味します。

一番の着目点は、「体から限界を示すSOSが出ている」こと。

体が異常を訴えているにもかかわらず、そこから目を背け、普段と同じ生活を送っていると、大変なことになってしまいます。

次のような症状がある時は、「心のSOS」が出ていると考えてくださいね。

- 疲れ
- 痛み

炎症・微熱

これらは、「精神的な負荷がかかりすぎた時に体に現れる3大SOS」です。

1つずつ見ていきたいと思います。

疲れ

精神的に過剰なプレッシャーを受けた時、人はヘトヘトになって疲れを感じます。

しかし、この疲れをSOSだと思わずに、さらに頑張る人をたくさん見てきました。

「つらい時にこそ無理をして、さらに頑張ることが素晴らしい」といった、日本人特有の美徳が、そうさせるのかもしれません。

しかし、人間のエネルギーには限界があります。

SOSを無視して頑張り続けた結果、人生が変わってしまうほど大きなダメージを受けた人がたくさんいます。当たり前のことを言うようですが、疲れを感じた時は積極的に体を休めるようにしてください。

痛み

これも、思い当たる節のある人が多いのではないでしょうか。

精神的に追い込まれた時に、頭や胃が痛くなったりしたことはありませんか。

この痛みも、限界を示すSOSなのです。

これを無視して、鎮痛剤を飲みながらだましだましやっていても、根本的な解決には至りません。抱えている心の負荷を、減らしたり分散したりする必要がある時期であることを認識してください。

具体的には、「頻繁に鎮痛剤や胃薬を飲みながら働いているが、改善しない」「病院で診てもらってもはっきりした原因がわからないのに、痛みは続いている」――こうした状態に心当たりがある人は、要注意です。

炎症・微熱

ストレスで肌が炎症を起こしたり、お腹を壊して下痢になったり、あるいは、37℃台の微熱が出て、体にだるさを感じる。

これは一番、本人が実感しやすい症状かもしれません。

痛みと同様に、薬で対処するだけでなく、根本から、自分の体と心がストレスフルな状態になっていることを自覚して、見直す必要があるのです。


本当に必要な時に、自分の体をいたわり、休憩や十分な睡眠を取らなければ、現代社会の荒波を泳ぎ切ることはできません。

あなたの体は、あなたしか守れません。

絶対に、体からのSOSを無視しないでください。

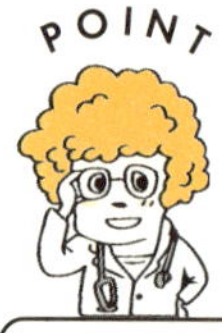

疲れ・痛み・炎症・微熱が生じたら、それは心のSOS。絶対に無視せず、とにかくしっかり休んで！

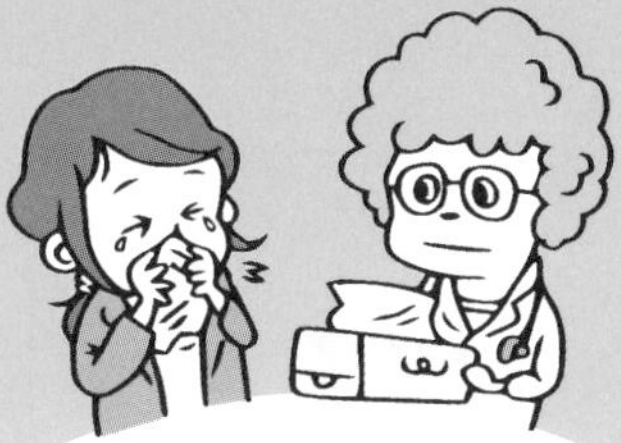

CHAPTER

2

人間関係がつらい

揺らがない自分だけの
「評価軸」を持とう

人の目ばかり気になる①

「自分」と「他人」を分割して考える

相手の反応が気になって……

CHAPTER1でも少し触れましたが、「人間関係」は、仕事の3大ストレスの1つです。

この章では、職場での様々な人との関わりから生じる悩み、問題から少しでもラクになる方法をお話ししたいと思います。

まず最初にお聞きしたいのですが、あなたがヘトヘトになっている原因に、「他人からの評価を気にしすぎている」というものがあるのではないでしょうか。

職場はもちろん、趣味やプライベートに関わることであっても、「周りから変だと思われないかな」などと心配して、自分の行動を選択していませんか。

このように、常に周囲に共感してもらえるかどうかを気にしていては、身も心も疲れ果ててしまいます。

あなたは「空気の読める人」と評価されているかもしれませんが、同時にいつも周囲の意見に合わせてくれる「都合のいい人」だとも思われてしまいます。

精神医学や心理学の世界では、「自分」と「他人」を分割して考えることが推奨されています。なぜなら、自他を混ぜて考えると、不要なストレスを抱えることになるからです。

では、さっそく2つの具体例を見てみましょう。

場面①

あなたは、Aさんがコピー用紙の補給に手間どっているのに気がついて、手伝ってあげました。

しかし、Aさんは「ありがとう」も言わずに立ち去ってしまいました。

場面②

朝、あなたは、出社したB部長に挨拶しました。

しかし、B部長は非常にイライラして機嫌が悪い様子で、無視されました。


さて、それぞれの場面で、あなたはどのように感じますか。

場面①であれば、「Aさんはなぜ、『ありがとう』の一言が言えないのだろうか。

何だかイライラするな」と思うのではないでしょうか。

しかし、こうしたことは非常によく起こります。

そのたびにイライラしても損ですよね。

では、ここで、「自分」と「他人」を分割することができていたら、どのような考えになるかを見ていきましょう。

自分は親切をした。しかし、Aさんがどう思うかは、Aさんの勝手。

Aさんは、各コピー機の用紙の残りを把握するために自分が補充をしたかったので、ありがた迷惑と思っているかもしれません。

あるいは、上司の前で補充をして、気のきく姿をアピールしようとしていたなら、結果としてあなたに邪魔されたことになります。

あなたも、Aさんに「ありがとう」と言わせるために手伝ったのではなく、「Aさんを助けたい」と思い、自分の都合で行動に出たわけです。

そうなると、Aさんに感謝を強いるのは、傲慢とも言えます。何より、自分がやりたいことをやったのだから、Aさんがどう思うかは本来は関係ないのです。

このように「自分」と「他人」を分割する考え方を身につけると、不要なことで心に負担がかかることがなくなるのです。

では、場面②も見てみましょう。

「自分」と「他人」を分割できていないと、「B部長、すごく怒ってそう……。私、何かしたかな……不安だなぁ」と感じるはずです。

しかし、その必要はありません。

あなたはしっかりと朝の挨拶をしただけで、イライラしているのはB部長の問題です。もはや、そこはあなたに一切、関係ありません。

なぜか朝刊が届かず、自宅で読めなかったことでイライラしているだけかもしれません。

もし、あなたに関係あることでイライラしているならば、いつか話をしてくるでしょうから、その時になって、初めて対応したらいいのです。

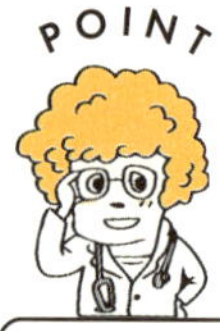

あなた自身から「他人」を切り離そう。他人の目や機嫌はあなたには関係ないのだから。

人の目ばかり気になる②

自分だけの「評価軸」を今日から見つけよう

胸に手を当ててみる

私たちの多くが、「他者に認められたい」という承認欲求を持っています。

この欲求は自分でしっかりとコントロールしなければ、「もっと！　もっと！」と歯止めがきかなくなってしまいます。

ただ、この欲求をゼロにすることは難しいのも事実です。

この欲求の裏側にあるのは、「他人から自分はどのように見られているのか」を常に意識しているということ。

つまり多くの人が、「他人の評価」をよりどころにして生きていることになります。

最近のSNSはまさにそうであり、自分が好きなものよりも、SNSで「いいね」と周囲からの共感が得られるものばかり載せている人もたくさんいます。

考えが歪んでくると、「周りの誰に認めてもらうと、自分にとって一番リターンが大きいのか」と考えてしまいます。

承認欲求が強くなりすぎて、自分の好き・嫌いの感情よりも、損得勘定（損得感情）で人間関係を作ってしまうのです。

職場で言うと、次のような考えになりがちです。

「あの上司の全てが嫌いだが、好かれたら、いいポジションにつける」

実際にそうだとしても、嫌いな上司に対して、自分にウソをついてまで好かれようとするのは、心にどれだけの負荷がかかるか想像に難くないと思います。

そもそも、そのようなモチベーションでは長続きしないでしょうし、その間にネガティブな感情がどんどん増えていくでしょう。

人間関係に損得勘定を持ち込んだら、ろくなことはありません。

社会に出ると、全くウマの合わない人と接点を持つこともあるでしょう。

その時は、決して無理をしないでください。

表面的な人間関係だけで十分です。

一度、周囲のことは全て無視して、自分自身の心から湧き上がる自然な気持ちを大切にしてください。

「好きな人像」からあなたが見えてくる

ここで、1つ質問をさせてください。

あなたが好きな人はどのような人ですか。

●厳しいことを言うが、自分の成長につながる人
●ブランド物で身を固めて、人脈が豊かな人
●仕事は大してできないけど、いつもニコニコしてくれる人
●周囲の空気は読めないけど、自分のこだわりを持って生きている人

もちろん、右に挙げたのは一例で、どのような人が好きかは、人によって違います。

ただ、あなたの中で、「このような人が好きだな」と思うその気持ちこそが、あなたの心の核になる自分の評価軸なのです。

自分の好きだと思うものや人に対して、他人がどう感じようが関係ありません。

これが自分の評価軸です。

この自分の評価軸を無視して、好きでもない人に対して、「どうやって気に入られようか」と考えると、心に負荷がかかってしまうのです。

その環境で、自分がより快適に過ごせるかを模索するほうが大切です。

自分の評価軸に沿って過ごすと、「人によって態度を変えるな！」と批判してくる人が出てくるでしょう。しかし、態度は変えて当然なのです。

仮に、A部長とB部長がいたとして、この2人はポジションとしては同じ部長です。しかし、それぞれのキャラクターであったり、今までの接点の度合によって態度を変えるのは、当たり前のこと。

もしそうした批判が来ても、全く気にする必要はありません。

ここまで読んだからといって、急に自分の評価軸を中心にして過ごしていくのは難しいかもしれません。

そのため、最初はあなたの好き・嫌いの感情をメインにしていきましょう。

少しずつ慣れてきたら、それ以外の軸をたくさん持てるようにトレーニングしていけばいいのです。

「評価軸」はこう作る

ではここで、自分の評価軸の作り方を紹介します。

私たちは、場所や相手によって、一番適した自分を表現する生き物です。

特に、日本人はその傾向が強いと言えるでしょう。

また、同じ場所や同じ相手であっても、都度、相手の表情や気持ちを読み取りながら、どんな自分を出していくかを決めています。

これが、初対面の相手になると、どのような自分の好き・嫌いの評価軸で対応するべきか、必要な情報がないために、どう振る舞うのがベストかわからず、緊張するのです。

そして、緊張しつつも、徐々にその相手から、色々なものを読み取り、自分を表現していきます。

人は初対面の相手の場合、その相手の印象を、自分の中にある共通点や共感点からある種のパターンに当てはめて考えるものです。

例えば、「この人は、私の苦手なAさんと同じで、ブランド物で身を固めて自己主張が強い人だな」といった具合です。

しかし、一人として同じ人間はいません。相手の情報が入るにつれて、あなたの中で良いほうにも悪いほうにも修正されていきます。

最初は苦手だと感じた人でも、いつもニコニコしているとわかれば、一緒にいてすごく心地がいいと感じることもあるでしょう。

このケースだと、あなたが相手に求めるものは、「ニコニコして穏やかな雰囲気を出してくれること」だとわかります。

このように自分の評価軸は形成されていくのです。

あなた一人がじっと頭の中で考えても、新しい自分の評価軸は見つかりません。

つまり、あなたの中にある新しい自分自身を引き出してくれるのは、他人なのです。

だからこそ、新しい自分の評価軸を作る方法として、初対面の人と接点を持ったり、初体験のことに積極的に参加することが効果的です。

このように自分の中で、たくさんの評価軸を育て上げ、最終的には、他人からの評価を気にして行動したのではなく、自分の評価軸で判断して行動したと言えるようになりましょう。

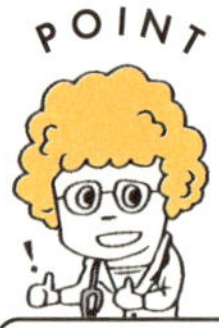

ゆらがない自分の「評価軸」を持とう。
そのためには、いろんなことを初体験するのがGOOD！

振り回されてばかりでグッタリ

「ビリーフシステム」を把握すればストレスは9割なくなる

善悪を判断する最大の価値基準

人間はそれぞれが必ず、価値観や考え方を持っています。

その基準によって、物事の良し悪しを判断しながら生きています。それが、前項で出てきた自分の評価軸ですね。

そして、その中でも核となる、中心にあるものを「ビリーフシステム」と言います。

わかりやすく表現すると、**あなたの最大の価値基準**とも言えます。

自分の評価軸は、新しい経験をしたり人と出会うことで、どんどん修正されて形成されていくものと説明しました。

しかし、**ビリーフシステムは原則変わらない**ものです。

これは、親からの教育であったり、育った環境などによって幼少期に作られるもの。**我々は、ビリーフシステムによって評価軸が作られ、世の中の善悪を判断する**ことになります。

この基準にかなうと、安心したり嬉しい気持ちになったり、逆に基準に反すると、怒りや悲しい気持ちにつながります。

例えば、幼い時から両親に厳しく「時間は守りなさい」と教え込まれたとしましょう。

すると、その価値基準からずれた人＝時間にルーズな人を見ると、嫌悪感を抱くようになります。

しかし、あなた以外の全員が、あなたと同じような価値基準を持っているわけではありません。

もし、集合時間に遅れてきた友人が、「あ〜、ちょっと遅れたね〜。髪のセットが決まらなくて。あはは」などと言ったとしたら……。

あなたは、

「私は〝当り前のルール〟を守っているのに、なぜあの人は〝そんなこと〟すら守れないのか…」

と、怒りを感じ、友人に対して、拒絶的な態度になることもあるでしょう。

友情を失わないためには

では、友人の遅刻でイライラするあなたの心が狭いのでしょうか。

もしそうだとして、あなたが心がけを変えたとしても、「集合時間に遅れてもいいや」と、心から思える日は来ないと思います。

なぜなら、あなたは今までの幼少期の教育などにより「時間は守るべきもの」と言われており、それがビリーフシステムという、あなたの最大の評価基準になっているからです。

もちろん、この価値観が悪いわけではありませんし、むしろ立派だとも考えられます。

このケースでは、友人が**あなたの価値基準から外れて、しかも友人にそれを軽視されたことで、あなたはイライラしている**のです。


これは、ある意味当然の反応です。

ビリーフシステムを傷つけられたら、普段から穏やかな人であっても、激怒することだってあります。それほど、**ビリーフシステムは、人の中にある核となる大切な部分**なのです。

しかし、この感情をそのまま爆発させると、友人に対して、嫌悪感を抱くようになり、友情も破綻してしまうでしょう。

時間に遅れたという理由だけで人間関係が破綻するのは、やはりもったいない気もしますよね。

もしここで、あなた自身が、自分のビリーフシステムを認識していたらどうでしょうか。

きっと、「ああ、遅刻は私のビリーフシステムにひっかかっているな」と立ち止まることができます。

これこそ、1歩引いて、自分自身を俯瞰している瞬間なのです。

自分自身を俯瞰できると、少し冷静さを取り戻せて、感情的になるリスクを減らすことができますね。

相手を改善しようとしない

では、自分のビリーフシステムをどのように把握すればいいのでしょうか。

ヒントは全て幼少期にあります。

ぜひ、あなたの過去の記憶に強く残っている学校の先生や両親の教訓を思い出してみてください。

おそらく、その中にあなたのビリーフシステムのヒントがあるはずです。

●「いただきます」「ごちそうさま」を忘れずに言う
●ゴミはすぐにゴミ箱に入れる
●「ありがとう」「どういたしまして」をちゃんと言う

などなど……。

そして、ビリーフシステムを見つけても、「これはいいビリーフシステムだ」「これは悪いビリーフシステムだ」と分ける必要はありません。

さきほどの「時間を守る」という、一見いいと思われるビリーフシステムであっても、人間関係の摩擦の原因になり得ます。

ここからわかるように、**ビリーフシステム自体に善悪をつけるのは無意味**なのです。

どのようなビリーフシステムでも、基準から外れた相手に対しては、厳しく接する要素となります。つまり、**ビリーフシステムはその人の最強・最大のこだわりであり、思考の偏り**とも表現できます。

だからこそ、あなた自身のビリーフシステムを把握しておくことが、何より大切になるのです。

そうすれば、イライラしても、自分自身を俯瞰することができるからです。

中には、ビリーフシステムを持っていること自体が面倒だと考える人や、何も考えずに「無」であるほうがラクである、と感じる人もいます。

しかし、ビリーフシステムはその人の考えの核となるものであり、誰もが持っています。

あなた自身のこだわりや価値基準ですから、大切なものです。

ここに目を向けずに無視を続けると、他人の評価軸にばかり合わせなければならなくなってしまいます。

ビリーフシステムを変えることはできませんが、自分の評価軸を徐々に修正することは可能です。

評価軸が社会的には称賛されるような内容であっても、その基準に達しない時の対応は、怒りと冷静さのバランスが必要になります。

そのバランスを整える柔軟性を持つために、一歩引いて自分自身を俯瞰するだけで、世の中はより生きやすくなります。

誰もが最初からできるわけではないので、実際にやってみて、成功したり、失敗したりしながら掴んでいきましょう。

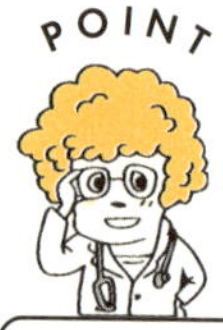

あなたの最大の価値基準「ビリーフシステム」を知ろう。
周囲にイラッとしたら「ああ、引っかかってる」と俯瞰を。

上司といるのが苦痛①

その人は〝潰し屋〟ではないですか？

厄介なのは〝グレー〟だから

上司の存在はあなたが会社の中で快適に過ごせるかどうか、最も大きな影響を与える要素の1つです。

実際に、私が産業医として最も多く受ける相談も、「上司との関係」です。

あなたの存在を尊重し、「あなたはここにいてもいいんだよ」と、安心感を与えてくれる理想の上司もたくさんいます。

しかし一方で、部下を今までに何人もパワハラによって潰してきて、それを自慢するかのように語っている非常識な上司が少なくないのも事実です。

この手の上司は、会社内でも陰で〝潰し屋上司〟と言われるような、非常に厄介な存在です。

何が一番厄介かと言うと、そこそこ仕事ができて、上層部からは評価が高いことにあります。

そのため、社内での発言力が大きく、部下の教育係になることも多いのです。

しかし、その教育を自分のペースでしかできないため、常に上から目線で指導・評価し、部下がズタボロになるまで続けてしまいがちです。

そんな上司ならパワハラで訴えればいいという意見もあるでしょうが、相手は賢いのです。

今のご時世ですので、殴る、蹴るといった暴行はしませんし、大勢の前で大声で罵倒したりもしません。

指導とハラスメントの間の、グレーな攻め方で部下を攻撃して、潰してしまいます。

そのため、周囲からは「あの人の指導は、そんなものだよ」と濁されたりしてしまい、結果、助けも得にくくなります。

被害者である部下は結局、泣き寝入りするような形で、メンタルもボロボロになり、ついには、正常な判断すらできなくなって、

「自分の能力がないから怒られるんだ……」

と、完全に思考制止の状態に追い込まれてしまう人もいます。

その手口とは

ここで、最近になって増えてきた〝潰し方〟を紹介したいと思います。

相手がどのような手口なのかあらかじめ知っておくことで、心構えは大きく違ってきますから、ぜひともご一読ください。

それが、「大勢の前だろうが、一対一であろうが、大声で怒鳴りはせずに、容赦なくプレッシャーをかけ続ける」という特徴です。

例えば、次のような場面――。

部下がプレゼンをしている時に、少し難しい質問が来たとします。

その時、部下があたふたしているのに対して、助け舟を出すどころか、プレッシャーをかけ続けるのです。

「ここまで想定して準備しなかったの？　そもそも、なぜ想定できなかったの？」

「これは、誰の仕事だっけ？」

「わからなかったなら、なぜ私に聞かなかったの？」

「プレゼンの時間が長くないかな？　皆、次の仕事があるんだよ」

「ここは報告の場所じゃなくて、プレゼンする場所だよ。で、解決策を教えて？」

「こういうことは、今は大学では教えてくれないの？」

こんな調子で、矢継ぎ早に質問してくるわけです。

もちろん、部下は平常心なんて保っていられるはずがありません。

その上司は挙句の果てに、

「疑問に思った時に、その場で解決できない環境がよくないよ」

と言い出し、

「私ができるだけそばで教えてあげるよ」

と言うのです。


なお、このあたりまで、上司は、「全て部下のためだ」と思ってやっています。

そう、悪気なんてありません。なぜなら、今まで自分自身もそのようにして成長してきたから。

上司なりの過去の成功体験から、そのような発想になっていくのですね。


そうして部下には、会社にいる時はもちろん、家に帰ってからも、メールでその上司からの指示が飛んできます。部下はまるで、監視されているような気持ちになり、追い詰められながらも、必死で応えようとします。

しかし、ここでもやはり、上司は部下の気持ちを察することが全くできません。

部下が一生懸命に努力をしても、それを認めてあげることをせず、上司一人だけが、勝手にさらに上を目指してプレッシャーをかけるのです。

人の気持ちを思いやることができない

こんな状態が続けば、もちろん、部下は能力が上がる前にメンタルがボロボロになってしまいます。

夜は眠れなくなり、会社に行く気力なんてなくなってしまうことが容易に想像できるでしょう。

実際に産業医に話が回ってくるのは、部下の勤怠が乱れ始めてからです。

そこで話を聞くと、完全なうつ状態に陥っており、まともに仕事ができる状態ではないことがほとんどです。

もちろん、こんなことが許されるはずはありません。

しかし、実際は多くの会社でこのような事案が発生しています。

繰り返しになりますが、上司としては悪いことをしている意識は全くありません。何なら、「若手のために、自分の貴重な時間を割いて、しっかりと指導をしている」「二人三脚で上を目指してやってきた」とさえ主張するでしょう。

自分が若手の時は、このように上司からしごかれて仕事ができるようになり、そのおかげで今のポジションにいるという成功体験をベースに、こうした言動を繰り返してしまうのです。

さらに、完全に潰れている部下に対しても、全くその気持ちを汲み取ることができずに、

「最近の若者は軟弱だね。ちょっと休んだら、またすぐ教えてあげるよ」

など、諭しているのか、攻撃しているのかわからないことさえ言います。

ただ、部下が潰れかけている状態を何度も経験すると、「このままだと、自分の指導方針が悪いと思われる」と感じます。

すると、「大丈夫か？」と、その場をつくろうような質問を投げかけます。

このような状態の時、部下は思考停止状態で何も考えられず、「はい……大丈夫です……」と答えてしまう――。

こんなやり取りが定番となっています。

そして、それを聞いた潰し屋上司は、その「大丈夫です」を担保にして、「大丈夫なら、もっとできるよね」と部下にさらに負荷を与えたり、「大丈夫と言っているけど、全く結果が出ていないよ」とプレッシャーを与え続けるのです。

ここまで来たら、自分の指導方針は間違っておらず、ただ部下の能力が追いついていないということを証明することに必死になっていると言えます。

潰し屋のバックグラウンド

このような人格になってしまう上司の特徴には、「プチエリート」が多いことが挙げられます。

ここで言うプチエリートとは、「中学、高校と成績は優秀で、周囲から日常的に褒められるのが当然のような生活を送るものの、大学受験や就活で第一希望に進めなかった人」のこと。

第二志望も世間的には十分な結果であったにもかかわらず、第一希望に進めなかった結果に対して、周囲からの反動は大きく、両親から叱責されたり、周囲から白い目で見られたり、今までチヤホヤしてくれていた人が、一気にいなくなってしまうことを経験しています。

本人は、そのような状態から脱却するためにがむしゃらに努力します。

以前のような「周囲に認められる存在だった自分」が忘れられずに、何としてでも結果につながるように必死になります。それでしか、自分のプライドを保てないし、プライドを保つためなら、他人の足を引っ張ってでも、自分が勝つことを最優先にし始めるのです。

社会人になってからそのような状態が継続しているなら、周囲の気持ちなんてわからなくなって当然です。

足並みを揃えることよりも、自分の成功が何よりも大切ですから。

そのような状態に、もともとの頭のよさなどもプラスされ、運よく会社で結果を残すことができたとしましょう。

すると、「仕事ができる人」というレッテルを得て、どんどん発言権を獲得していきます。

今のポジションを獲得するまで、他人の気持ちは考えずになぎ倒してきたのですから、部下を潰すことくらい、何とも思うわけがありません。

そして、今までの成功体験をベースに、部下を育てていると勘違いしている姿にも気づくことはなく、そんな自分を「大好き」ですらあるのです。

また特徴的なのが、「もっと人に認めてもらいたい」という肥大化した承認欲求が止まらない、ということ。

だからこそ、社内だけではその承認欲求を満たすことができません。

明らかに気が乗っていない部下の気持ちも知らずに、仕事が終わってからも飲み会などで時間を共にして、自分がどのように今のポジションに到達したかなどの武勇伝を聞かせ、部下が「すごいですね」と自分を褒めるのを待っているのです。

このように、彼らは自分の成功が最優先で、他者を犠牲にする世界が常に正しいと考えており、部下をはじめとした他人の気持ちやペースに合わすことができないのです。

つまり潰し屋上司とは、このような過程で承認欲求が肥大化して、歪んだ自己愛が生まれた結果、自分の都合でしか物事を進められない、〝非常に残念な人〟なのです。

もし、あなたの上司の言動が、ここに書かれてあることに1つでも当てはまるなら、「私がダメなんだ」「もっとちゃんとしなきゃ」と思わないでください。

あなたは何も悪くないのですから、気にする必要はありません。

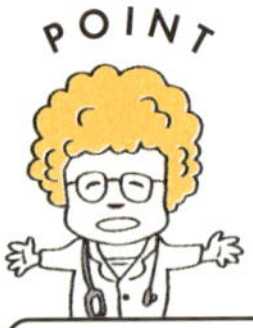

あなたを苦しめる潰し屋上司は、自分のことしか考えていない人物。
その言動に思い悩む必要はない。

上司といるのが苦痛②

潰し屋には「上から目線で受け流す」

まずは「近づかない」

潰し屋上司がどのように誕生して、どのような生態かおわかりいただけたと思います。

このような潰し屋上司の被害にあったら、たまったものではありませんよね。今まで大事にしていた仕事や、家族、健康などを失うリスクすらあります。

潰し屋上司は、ハラスメントまがいのことを続けているので、徐々に周囲から人はいなくなるのですが、仕事の能力は高いという側面もあるので、会社としても頼らざるを得ないところがあります。

そのため、退職になることは少ないのが実情です。

自分のポジションを何としても死守しようとして、ドンと居座っているイメージです。


そのため、どうしてもあなたが潰し屋上司を相手にしなくてはならない時が来ます。もしくは、すでにそばにそういう上司がいて、傷ついている人も少なくないでしょう。

ただ、正面から相手することを考えても、立場上すごく不利になります。

さらに、真面目なあなたであれば、潰し屋上司に対して、何とか変わってもらおうと、色々と挑戦するかも知れません。

しかし、残念ながら、それは全くもって無駄と言うしかありません。

人はそんなに簡単に変われませんし、少しの話し合いなどで変わるような上司であれば、部下に平気でプレッシャーをかけ続けることはしないでしょう。

相手を変えようとするのではなく、あなた自身の考え方を変えて、対応する必要があります。

そして、その際の大原則があります。

それが、「近づかない」ということ。

まず、物理的な距離の問題として、できる限り近づかないようにしましょう。

近づくと、上司の承認欲求を満たすための存在として扱われるだけです。

「君子危うきに近寄らず」（教養があり徳がある者は、自分の行動を慎むものだから、危険なところには近づかないということ）の精神を徹底してください。

そのうえで、いかに心理的な距離を取って対応するのかを見ていきましょう。

あなたにとって「ちっぽけな存在」

使う方法はメタ認知です。

メタ認知とは、うつ病などの治療にも使われる、認知行動療法の基礎にもなっている手法です。

簡単に説明すると、「自分の存在を客観的に見つめる」というもの。

もっと具体的に表現すると、あなたが鳥になって空から全体を眺めて、第三者的な視線で、あなた自身と周囲の関係を見ることです。


このメタ認知を行うことで、苦手な上司に対して、〝上から目線〟で見ることができ、その存在の小ささに気づくことができます。

おそらく、あなたは潰し屋上司の存在を自分の頭の中で、実物以上に巨大化してしまっていることでしょう。

だからこそ、メタ認知を利用して、上司を「自分の人生に与える影響はとても小さい、ちっぽけな存在」だと認知を変えてしまいましょう。


今後、もしも、あなたがその上司に捕まった時は、上から目線で流すことを心がけてください。

決して同じ土俵に立ってはいけません。

相手は自分のペースでしか物事を判断できないので、あなたの気持ちなんて全く理解してくれません。まともに相手をすると、必ず相手のペースに引きずりこまれてしまいます。

あなたは、その上司の生態を理解し、

「部下を潰してまで他人から認められたくて、必死に頑張っている自分が大好き。相手の気持ちがわからない、かわいそうな人」

というふうに見てあげましょう。

そして、何を言われても、ラフに受け流してください。

相手はこちらの気持ちに合わせることができない人ですから、本気で議論したり、こちらが真面目に対応すればするほど、平気で揚げ足をとったり、論理の矛盾点を探してくるだけです。

そして、上から俯瞰して相手を小さく見ているからこそ、何か指摘された時には、心の余裕を持ち、「ご指導ありがとうございます！」と、過剰なくらい丁寧にお礼を言う――その程度で大丈夫です。

上司からすれば、承認欲求を満たされるだけで、こちらが内心どのように思っているか気づくことはありません。

仲間を作ろう

さらに有効な方法として、仲間を作ることが挙げられます。

潰し屋上司から被害を受けている人や、よく思っていない人は、会社内にもたくさんいるはずです。

メタ認知は、すぐに身につくものではないので、最初はつらいと感じる可能性もあります。

そんな時に、一人きりだと、「自分は上司の期待に応えられない存在だ」などと、自分を追い込んで、全く必要のないプレッシャーを自分でかけてしまう悪循環にはまります。

そのままでは、あなたが潰れてしまうのも時間の問題です。

しかし、もし近くに仲間がいれば、孤独感から抜け出すこともできますし、思考停止状態になる前に、仲間が精神的なサポートをしてくれることも十分に考えられます。

最初は、「告げ口されたらどうしよう」と考え、仲間を作ることに躊躇するかもしれません。

しかし、思い切って、あなたが抱えている不安などもさらけ出してみてください。すると「私もそうだよ。しんどいよね……」と答える人の多さにびっくりするかもしれません。

あなたから打ち明けるのではなく、上司に責められていた人に対して、「あなただけじゃないよ」と、後でそっと声をかけるのもおすすめです。

潰し屋上司の上司や同僚を仲間にできると心強いのですが、**まずはあなたとほぼ同じようなポジションで、理解し合える立場の人を仲間にする**のがいいでしょう。時間的・精神的に仲間を選んでいる余裕がなければ、部下、同僚、別の上司、社長、産業医、友人、家族、恋人、友達など誰でもかまいません。

絶対にあなた一人で戦ってはいけません。

ＳＯＳが出せないほど身も心もボロボロになる前に、あなた自身の胸の内をさらけ出してみましょう。あなたの周囲には、そのＳＯＳに反応して、心強い仲間になってくれる人がいます。

POINT

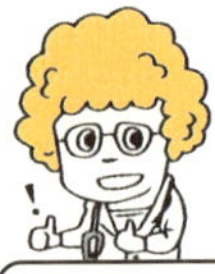

潰し屋上司と距離を取るために
あなたのまわりに仲間を見つけよう。

苦手な人から逃げたい

〝嫌な奴〟との付き合いは「期間限定思考」で

終わりがあるから頑張れる

誰しも、できるなら自分とウマの合う人とだけ一緒に過ごしていたいものです。しかしながら、社会に出ると、そのようなことばかり言っていられず、嫌いな人と一緒の時間を過ごすことも必要になってきます。

相手の嫌なところを変えようとして色々と画策すると、かなりのエネルギーと時間を費やすことになります。

その結果、何も変わらないことなんてザラです。だからこそ、他人を変えようとするのは、絶対にやめておきましょう。

ここまで何度もお話ししてきましたが、あなた自身のためには他人を変えるのではなく、自分の考えを変えたほうがよいのです。

認知を変えることで、少しでも自分の居心地がよくなるように工夫してみましょう。

しかしながら、嫌いのレベルも人それぞれであって、「何となく嫌だ」というレベルから「これ以上一緒にいたら精神的に耐えられない」レベルまであります。

また、自分自身の認知を変えるのも、時間がかかります。

その時間をかけて待てるならいいのですが、現実ではそれでは間に合わないこともあります。


精神科医として思うのは、自分を犠牲にしてまで付き合うべき人や仕事は、この世の中には1つもないということ。

すでにお話ししたように、物理的な距離が取れればいいのですが、実際の会社では難しいことも多いでしょう。

そのような時にぜひ取り入れていただきたいのが、「期間限定の思考」です。

どんなにつらいことであっても、終わりが見えているのとそうでないのとでは、心の持ちようは全く違ってきます。


産業医として、長時間残業をしている人と面談することが多々あるのですが、その中にも、

「今月は大変でしたが、来月の中旬には業務が一段落するのがわかっているので頑張れます」

とおっしゃる人がたくさんいます。

その一方で、

「負担がすごいし、仕事がいつ終わるかわからなくて……。毎日、仕事のことで頭がいっぱいで、夜も眠れなくなってきています」

と話す人も。

終わりがわかっているかそうでないかによって、プレッシャーの感じ方はこれほど、違ってくるのです。

これは人間関係にも応用できます。

過去に、私が産業医としてやりとりしてきた内容を例に見ていきましょう。

期間限定が生み出す「余裕」

Sさん：「前回もお話ししましたが、上司と合わなくて、もうしんどいです……」

私：「そうですか……。面談後に、配置転換を検討するように会社にはお伝えしたのですが……」

S：「小さい会社なので、現実的には部署を異動させるのは難しいという結果でした」

私：「そうでしたか。その上司は、パワハラっぽい人でしたよね」

S：「はい。高圧的な人なので合わないですね。このままだと自分の精神状態がおかしくなりそうなので、早めの転職も考えます……」
私：「そうですか……。相手を変えるのは難しいですよね」
S：「先生、前にアドバイスをくれましたよね。自分を変えたほうがいいと。でも、そんな簡単にできません」
私：「では、諦めましょう。開き直りも大事です」
S：「えっ!?」
私：「合わないものは合わないものです。さて、どこまで我慢できるかです」
S：「どういうことですか？」
私：「期間限定にしましょう。今の状態は、ゴールが見えないまま、過酷なマラソンを行っている状態です。このままなら、いつか体調を壊すのが目に見えています。逃げられる体力・気力があるうちに逃げる、という発想は大切です」
S：「そうですよね……。期限があれば頑張れそうです。2年以内に2回は定期の異動のチャンスがあるので、そこにかけてみます。その2回で上司か私が異動にならなかったら、転職しようと思います」

私：「そのような考えでいいと思います。世の中にはたくさんの会社があり、Sさんは、この会社の今のポジションに、ずっとしがみつく理由はありませんからね。自分の体を壊してまで続けるような仕事は、この世の中にありませんよ」

S：「ありがとうございます。なんかスッキリしました。期間限定で頑張ります！」

このようなやり取りは、決して稀なものではありません。

産業医ならば、1年に何度も繰り返しているはずです。

それほど、人間関係で悩んでいる人が多く、人間関係で人生が変わるような思いをすることも多いのです。

では、このような、「期間限定」の付き合いを実践した人は、この後どのようになるでしょうか。

実は、ほとんどの人が転職に至りません。

もちろん、転職がうまくいかずに、今の会社にやむなく残る人もいるでしょう。しかし、私が知っている限りは、そのような「転職したいのにできない」ケースは多くありません。

どういうことかと言うと、しばらくして再び面談した時のやりとりに、その答えがあります。

● 「『どうせ辞める』と思って上司と関わっていると、気が楽になって、意外と懐に飛び込みやすくなりました」

● 「何となくですが、上司も私と同じように悩んでいることに気づきました」

期間限定のお付き合いでいいや、と決めた人には、心に余裕が出てくるのです。

今までは、相手に対して、嫌な面しか見えていなかったのが、全体を俯瞰することができるようになり、また違った相手の一面を見ることができるのですね。

あなたが現状にしがみついて、心がズタボロになるまで、我慢する必要はありません。そのストレスを自分ではどうしようもないなら、逃げられるうちに逃げましょう。

ただ、今すぐは動けないというのであれば、この期間限定のお付き合いが効果的です。

まずは自分で決めた期間だけでいいので、試してみましょう。

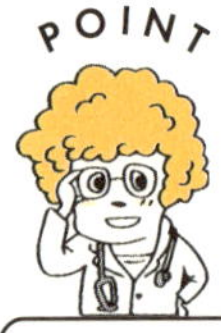

しんどい相手からすぐには逃げられないときは、「期間限定思考」で心の余裕を作ってみよう。

マウンティングしてくる人がいる

「マニック・ディフェンサー」から距離を取ろう

SNSの幸せそうな様子、実は……

潰し屋上司やいつも不機嫌な人以外にも、距離を取るべき人たちがいます。

それがマニック・ディフェンス（躁的防御）をしている人（マニック・ディフェンサーと名づけます）です。

マニック・ディフェンサーとは、簡単に説明すると、心に葛藤を強く抱えているにもかかわらず、それを隠すために明るく振る舞っている人のことです。

このマニック・ディフェンスは心理学的には、人間の防衛本能とも言われており、葛藤から生まれる心のつらさを、無理してポジティブな言動や振る舞いでカバーして隠している心理状態なのです。

最近は、ある場所でマニック・ディフェンサーをよく見かけますね。

その場所とはSNSの中です。

あなたの周りでもSNSの中で、たくさんの友人の写真をアップして、毎日が充実した時間であるかのようにアピールして明るく楽しんでいる人や、恋人が高学歴でルックスもよくて、二人の関係もラブラブである写真を投稿して、自分の幸せを過剰に強調している人はいませんか。

こういった人たちは、**自分ではなく他人の力を借りることで、なんとか自分の中にあるコンプレックスを隠している、立派なマニック・ディフェンサー**と言えるでしょう。

マニック・ディフェンサーと多くの時間を過ごすことを、あなたにはおすすめしません。

他人の感情を敏感に察知したり、雰囲気に流されやすい性格であれば、相手の葛藤の中にあるネガティブな感情に引っ張られてしまい、しんどくなるからです。

では、実生活においては、どのようにして、相手がマニック・ディフェンサーかどうかを判断すればいいでしょうか。

一緒にいて落ち着かないなら

実は、その判断は難しくありません。

その人と一緒にいて、「あなたがどのように感じたか」という点が全てになります。

まず一緒にいた時に、どこか自分の居場所がなくて落ち着かなかったり、手持ち

「マニック・ディフェンス」とは

何らかの理由で生じた気分の落ち込みや、自信を喪失した体験によってできた心の傷を守るための、過剰な発言・行動です。具体的には次のような例が挙げられます。

◎常に本音を言えないストレスから、ネットの匿名掲示板などで攻撃的な投稿を続ける

◎SNS上で、今が充実していることを過剰にアピールする写真や記事を投稿し続ける

◎失恋の後などに、やけ酒で大騒ぎしたり、相手を選ばず過剰な性交渉に走る

◎友人や恋人について、「お金持ち」「ルックスがいい」「学歴が高い」などと過剰にアピールする

無沙汰な感じでそわそわするような感覚になるならば、その時点で、相手があなたにとってプラスに働く存在とは言えないでしょう。

さらに、一緒にいる時間は楽しくて、心地よく過ごせたとしても、家に帰って一人になった時、どっと精神的に疲れたと感じたり、「あの人と一緒にいる意味があるだろうか……」と少しでも疑問に感じたりしたなら、そのような相手こそがマニック・ディフェンサーの可能性が高いと言えます。

あなたは、どうしても周囲の顔色など

を窺うことが多くて、周囲の空気に引っ張られやすい存在ではないでしょうか。だからこそ、一緒に付き合う人は、あなたが選ばなければいけません。

もし間違った相手を選んでいれば、あなたの心はずっと満たされることはなく、不安やそわそわした感覚ばかりが残り、ずっと自分に自信が持てないままになってしまいます。

一見、明るく前向きで楽しそうにしている人の中には、マニック・ディフェンサーがいることを知っておきましょう。そのうえで、まずは直観でその人に飛び込んでみて、あなた自身が、どのように感じるかといった、自分の評価軸を大切にしてください。

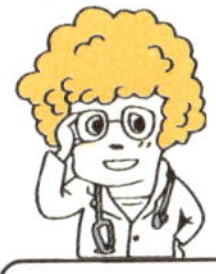

POINT

一緒にいて落ち着かない・その時楽しくても後で疲れる人は距離を置くべき「マニック・ディフェンサー」。

キツい人に振り回される

笑顔を向ける相手はあなたが選んでいい

イライラをまき散らす人の特徴

あなたは、できるだけ周囲に嫌われないように、どのような人に対しても笑顔で接しているのではないでしょうか。

自分の心の中では、すでに「この人とはあまり仲よくしたくないなぁ」と思っていても、そのような行動をとっている人も多いはずです。

会社にいると、様々な人と接する必要があります。しかし、あなたが付き合う人は、あなた自身で決めていいのです。

ここでは、自分の心とは裏腹に、周りにニコニコしてしまう優しいあなたにとっての、付き合ってはいけない人と付き合うべき人を紹介します。

どこの会社にも、堂々とハラスメントをする人がいたり、特に理由もないのに常にイライラしている人がいます。

しかも、それを他人にぶつけて解消する人が増えてきました。

それもあり、アンガーマネジメントなどの、イライラや怒りをコントロールする技法に注目が集まっているのでしょう。

このイライラしている人の特徴は、「いつも他人に負けないように気が張っている」ということ。具体的には、例えば会議などで、自分の意見を全て正当化したいがために、強引にでも周囲を自分の意見に従わせようとしたりします。

さらに、上司や同僚が助言や忠告をしても、「反論された」「邪魔された」など攻撃的にしか物事をとらえることができず、誰の意見に対しても、全く聞く耳を持ちません。

常に周囲と戦って、自分が一番にならないと納得できないタイプの人です。

さらには、このような人は被害者意識もとても強いということが言えます。

●「会社のために、我慢している」
●「仕事の遅いあいつに、合わせている」
●「俺がイライラするのは、お前が俺をイライラさせるからだ！」

このような本末転倒なことを言い出します。

その人なりに怒る理由があるのですが、それに対して周囲が理解してくれないことに、さらにイライラしているのです。

あなたは気づいていると思いますが、このような人は、他人の評価軸でしか生きられていません。

もちろん、自分に評価軸を置いて生きることができたら、イライラする時間はグッと減るのでしょうね。ただ、このような人は、本人が本格的に治そうと思わない限りは、治りません。

合わない人とはあくまでサラッと

ですから、あなたがするべきことは、心理的にも物理的にも彼らと距離を取ること。潰し屋上司の時と同じです。

結局は、**逃げるが勝ち**なのです。

ただし、全ての人が逃げられる環境ではないのも事実ですね。あなたも、今は逃げられる環境かもしれないけれど、いつそうでなくなるかわかりません。

そんな時のためにも、**「どこに行っても合わない人はいる」ということを覚えておきましょう。**どこに行っても、100点満点の環境なんてないと思っていたほうが、ラクに生活できます。

逃げられない環境だからといって、「無理してでも仲よくなったほうがいいかな」とか、「どうすれば気に入ってもらえるかな」なんてことは考えなくてよいのです。

あなたの付き合う人は、あなたが選んでいいのです。無理に、他人を変えようとするのはやめてください。おそらくかなりの時間と労力を使うことになるだけで、結果として無意味に終わります。

そんな時は、自分がその環境で、少しでも快適に過ごすためにどうしたらよいかを模索したほうが賢明です。決して、他人の評価軸を中心に考えるのではなく、「自分がどうしたいか」といった評価軸で考えてみてください。

仕事上で必要なら、それだけのサラッとした付き合いでかまいません。最低限の仕事がうまくいけばいいわけです。

それ以上に関係を修復・改善しようと、無理にニコニコして頑張らなくていいのです。あなたは十分に今の大変な環境で頑張っているのですから。

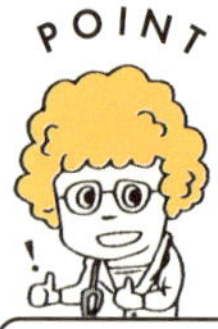

どこに行っても合わない人はいる。
あなたは悪くないから、アッサリした付き合いを。

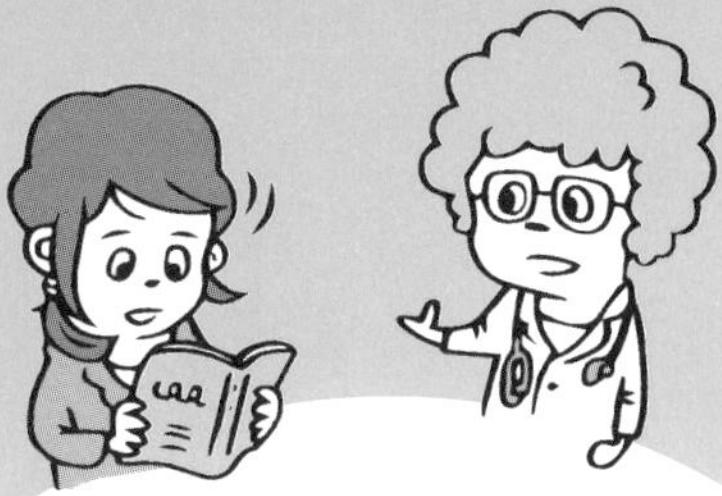

CHAPTER 3

自信が持てない

自己肯定感を高める
シンプルな方法

勝ち負けを気にしてしまう

あなたの「負け」こそ価値がある

つらい経験こそ〝実〟になる

この章では、「自信」や「自己肯定感」についてお話ししたいと思います。

誰だって、自分が優遇された環境に身を置きたいですよね。

お金もほしいし、努力を認められたいし、みんなから愛されたいし、自分の好きなことをやって自信を持ちたい——そんなふうに思うのは当然です。

しかし、実際にはそんな簡単にうまくはいきません。だからこそ、あなたも深く悩んでいるのではないでしょうか。

にもかかわらず、あなたの周りには、「全く悩みがなさそうな人」がいませんか？

実際に悩みがゼロの人なんていないのですが、そう見える人というのは存在しますよね。

ここから言えるのが、私たちは気がつけば、「誰かと比べている」ということ。

「悩みのなさそうな人が勝ちで、悩みすぎて何事もうまくいっていない自分は負け」という具合に考えている人も少なくありません。

- **後輩に出世のスピードを抜かれた**
- **同僚のほうが先に資格試験に合格した**
- **あいつのほうが、先輩に好かれて優遇されている**

これらは、会社内で勝ち負けを意識する典型的なパターンですね。

他人と比較して「自分は負けた」と認識することで、自信を失い、気分がさらに落ち込むこともあります。

また、社会人になると、自分の努力だけではどうすることもできないことがあるにもかかわらず、そこに気づかず、とことん自分自身を責め続けるのです。

失敗したり、誰かに負けたと感じた時、その次に考えてしまうのは、「誰にも必要とされていない」ということです。

しかし、絶対にそんなことはありません。

たとえどうしてもその考えをやめられなかったとしても、そういうあなたにしかできないことがあります。

私は精神科医として、患者さんを治療する立場にいますので、「大丈夫ですよ」と声をかけることがあります。

しかし、その言葉が患者さんに届かない、という経験をしばしばしてきました。「先生は医者だから言えるんです」と言われてしまうこともあります。

これに対し、患者会など、同じ苦しみを抱えた人や克服した人からの「大丈夫ですよ」は、専門家の言葉よりも、ずっと心に響くことが多々あります。

実際に経験している人の言葉は、時に、医者の言葉よりも重たいのです。つまり、あなたの経験から発せられる言葉には影響力があるのです。


不安やつらい気持ちを解消するのは、精神科医やカウンセラーの仕事でしょう。

では、私たち専門家が「常に人の悩みをゼロにすることができるのか」と問われると、もちろんそんなこともありません。

あなたの経験が身近なものであればあるほど、あなたにしか助けられない人が近くにいる可能性も高いのです。

ただ聞くだけで誰かを救う

あなたの闘病や失敗、勝敗の体験を必要としている人がいます。

あなたはまだ、その誰かと出会っていないだけかもしれません。

そのような人がもし助けを求めてきた時のために、人の悩みは他人に聞いてもらうだけで軽くなるということを知っておいていただきたいと思います。

それだけで救われる人がたくさんいます。


もちろん、話を聞くだけでは、根本的な解決にならないかもしれません。

しかし、**心の中から不安や苦悩を吐き出すことで、心の負担は軽くなります。**

今まで、あなたにもそのような経験があったはずです。

だからこそ、あなたは自分の経験を背負って、思う存分吐き出してもらうことを意識して、誰かの話を聞いてあげてみてください。

妙案なんていりませんし、目の覚めるような解決法も必要ありません。

そんなものは、経験値の高い専門家であってもなかなか出てきません。

さらに、傾聴（深いレベルで、相手を理解して気持ちを汲み取り、共感する聴き方）といった特殊な技術がなくても、全く問題ありません。相手が何に悩んでいるかを聞いて、その気持ちに共感して受け止めてあげるだけで十分です。

自分と同じようなことで悩んでいるのですから、自然と共感して、受け止めることができるでしょう。

私は、精神科医やカウンセラーが高度なテクニックを使って傾聴するより、実際に**同じように苦しんだ経験を持った人のほうが、相手に寄り添った共感ができることも少なくない**、と考えます。

自然な共感が、より安心した雰囲気を作り出し、悩んでいる人も警戒心を解いて、言いたいことを吐き出せることも多いのです。

あなたの経験でしか救えない人がいることを、忘れないでください。

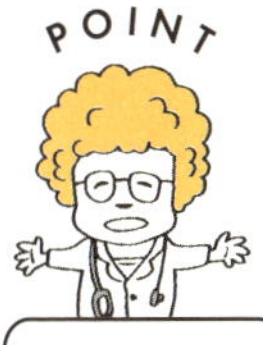

あなたの「負け」が、周りの人を大きく支えることにつながる。

自信を持つなんて無理

考えのクセに気がつけばガラリと変わる

挫折は織り込み済み

自信がない。

自己肯定感が低い。

これらも、働く人の多くが抱える大きな悩みです。

書籍をはじめとして、自信や自己肯定感を高める方法は世の中にたくさん紹介されています。

しかし、どれも一瞬ですぐに自己肯定感を上げることはできません。

どのような方法でも、長く続けることがコツになります。

まずは食わず嫌いをせずに、色々とチャレンジしてみましょう。

ただし、最初から完璧にやろうとは思わないでください。

多くの人は途中で挫折してしまうものですので、初めて取りかかる時は「まあ、やってみるか」くらいのスタンスで始めてみましょう。

選んだ方法がしっくりこないならば、別の方法に切り替えてもいいのです。あまり肩の力を入れすぎないことが、一番大切です。

すでに述べたとおり、自己肯定感を上げる方法はたくさんありますが、チャレンジする時に共通して行うべきことがあります。

それをお話しする前に、まず、自己肯定感が低い人は、仕事や作業に取りかかる時にどのような思考になるかを考えてみましょう。

多くの人は、まだ何もしていないのに、失敗した時のことばかり心配します。

この状態が長期間続くと、「思考のクセ」になってしまいます。

その時の挑戦とは全く関係ないことであっても、今までの失敗やミスが心のしこりとなって、頭に残っているのです。

この「心のしこり」とは、最近の出来事ばかりではありません。幼少期に両親から言われたことが原因になっていることもあります。

自己肯定感を上げるためには、この思考のクセを解消する必要があります。

爪を噛む、髪をいじるなどの普通のクセと同様に、思考のクセも自分自身ではなかなか気づけないものなのです。

クセはそのままでOK

そこで、そのクセに気づくためのヒントが「メタ認知」になります。

メタ認知については、１０１ページでお話ししましたね。

あなたが鳥になって空から全体を眺めて、第三者的な視線で、あなた自身を見つめ直す方法でした。

自分自身を客観的に見ることで、自分が何かに挑戦している時に、どのような感情になっているか気づけるのです。

「失敗したら、どうしよう」

何かにチャレンジするたびに、このように自分で考えるクセがあることを、自分で気づくことが最初の一歩です。

ここで十分に注意していただきたいのが、そのような**クセに気づいても、決して、「この思考のクセを治そう」と思わないこと。**

自分自身が、その思考のクセを身につけていることに対して、「自分はこのように考えるんだ」と、そのまま受け入れてあげてください。

メタ認知で重要なのは、ネガティブな気持ちになっている時ほど立ち止まってみて、自分の心の状態を客観的に理解すること。
そういう時ほど、あなたが物事に対して、「どのように考えているか」というデータを集めやすいのです。

このように、何かに取りかかる時に、不安や心配な気持ちに襲われたら、「私はこういう時はこんなふうに考えがちなんだ」と自分を理解しましょう。
それを積み重ねて自分のデータを集めることで、徐々に思考のクセが見え、不安にとらわれることも少なくなっていくでしょう。

POINT

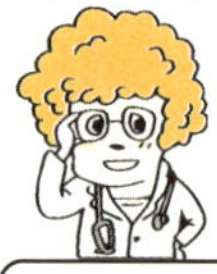

何かに挑戦しようとして不安になったら、メタ認知で思考のクセを確認しよう。

すぐ言い訳してしまう

「ダ行」を封印すれば自己肯定感がアップ

すぐに「でも」「だって」と言っていませんか

自分の思考のクセを把握したら、半分以上は成功していると思ってください。

自己肯定感を上げる方法はたくさんありますから、あなたにしっくりくる方法を選んでみましょう。

ここで、私から、誰でも手軽に始められる方法を紹介します。

キーワードは、「D言葉」です。簡単に言うと、ダ行の言葉です。

このダ行の言葉には、ネガティブなワードが多いと言われています。

特に、話をダ行で始めてしまうと、その文章は自分自身を否定するような形になりがちです。

- だって…
- だけど…
- だったら…
- でも…
- どうせ…
- どうして…
- どのみち…

そこで、ダ行を使わないようにするという方法です。

人間には、自分の発する言葉で、自分の行動を制御しているところがあります。

そのため、ネガティブな言葉は使わないように気をつけたいもの。

ただ、毎回のように、自分が発した言葉が、ネガティブなものかどうかを確認するのは、会話のテンポを崩してしまいますよね。

そのため、話を始めた時に、ダ行は使わないように心がけてみてください。

それだけで、自分自身を否定することは減り、少しずつポジティブな言動が増えていきます。

もちろん、ダ行以外で話し始めても、ネガティブな文章ができ上がることもあるでしょう。

全てを頭に入れて会話を作りこむのは、現実的ではありません。肩の力を抜いてゲーム感覚でやってみてくださいね。

他にも、ダ行を減らすことで、プラスになることがあります。

それは、**人間関係の摩擦が減る**というもの。

どうしても、ネガティブな言動が多い人は、相手を否定することも多くなるので、それを聞いて快く思う人はいません。その結果、あなたの周りからは、どんどん人が減っていってしまうでしょう。

ダ行を使わないように意識すると、共感・受容と言った傾聴の基本姿勢もでき、人間関係も円滑に回るきっかけになります。

ぜひ、自分の発する言葉が変わると、周りが変わることも体感してみてください。

「べき」言動をやめよう

さらに、言葉だけでなく、行動で自己肯定感を上げる方法も紹介したいと思います。

自分の好きなもの・人・時間・場所を、できる限り紙に書き出してストックしてみてください。1つだと、そこに依存してしまう可能性があるので、できるだけ、たくさん挙げましょう。

そして、この自分が好きなものに触れ合う時間を過ごすには、どのように生活していけばよいかを考えてみます。

何かを得るためには、何かを削る必要もあるでしょう。このように、自分の意思で優先順位をつけることが、何より自己肯定感を高めるきっかけになります。

しかし、いざ始めてみても、頑固に「〜すべき」と考えて、優先順位を柔軟に変えることができない人がいます。

例えば、次のような様子です。

「家事や仕事などから離れて、ゆっくりと一人で過ごせるのは、日曜の午前中しかない。しかし、日曜の午前中は、月曜日の会議で活発に意見を出せるように準備をしなくてはいけない。だから、絶対に他の時間に充てることができない。本当は自分の好きなカフェに行って、趣味の本を読んでいるのが好きなのに、一向にそれができない……」

ここでの問題点は、「会議では活発に意見を出すべき」といった「べき思考」にとらわれており、行動の制限がかかっているところにあります。

このような時は、「〜すべき」という義務の考えを、「〜したいなぁ」という願望

に置き換えることが有効です。

あくまで願望ですから、叶わないことも多々あります。自分ができなかったことに対する心のゆとりを、最初から作って与えてあげてください。

このゆとりがあると、「今週は頑張ったから、来週の月曜日の会議は、そこそこにしておこう」と、頭を切り替えることができます。

少しずつでもいいので、貴重な日曜の午前の時間を、自分の好きなカフェで過ごせるように変えていきましょう。このように、自分で自分の行動に優先順位をつけていくことで、自己肯定感は上がっていきます。

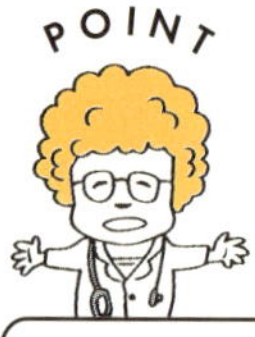

ダ行を使わずに自己肯定感を上げる。

好きなことリストに優先順位をつけて自己肯定感を上げる。

目標って言われても……

成功体験が増えていく目標の立て方

根拠なき自信は強い

私は立場上、たくさんの患者さんや会社員の方と接してきましたが、早い段階で昇進をしたり、デイケアから就労につながったり、自分の希望を実現する人を見てきました。

そのような人たちに共通している1つの要素として、自信を持っていることが挙げられます。

これは、決して過剰な自信でも根拠がある自信でもありません。

誤解を恐れずに言うと、特に根拠がなくても、その人たちは、強い自信を持っています。

自信があると、脳内からドーパミンが分泌され、集中力や思考力が高まります。

モチベーションも上がり、とてもよい循環を生み出せるのです。

さらに目標を達成すると、幸福感や達成感が満たされて、その快感を得るために、また次も頑張っていく気力につながります。

成功体験を増やすコツ

では、どうすれば、たとえ根拠がなくても、自信が持てるようになれるかを説明していきますね。

そのヒントになるのは、「過去の成功体験」です。

世の中には、過去の成功体験がない人は、一人もいません。

今、思いつかない人は、ただ単に忘れてしまっているだけです。

忘れているだけならまだしも、過去の失敗に強く引っ張られている人もいます。

そのような人はぜひ、今からでも、小さなことから成功体験を積み重ねていきましょう。

ポイントは3つあります。

①目標は自分で決める
②今の自分ができるであろう目標を決める
③その目標を誰かに伝える

この3つを実践しながら、成功体験を増やしていきましょう。

例えば、あなたが「遅刻はしないが寝坊癖があり、朝の通勤電車の時間がバラバラ」だったとしましょう。

それが、少しの工夫や意識を変えたことで、毎日、規則正しく同じ電車に乗ることができた、ということも、十分な成功体験です。

目標を伝える相手は、家族や友人、主治医など、誰であってもかまいません。ただし、メールやブログで伝えるよりは、口頭で伝えることをおすすめします。

先ほどの例を、より具体的に見てみましょう。

まず、通勤のために毎日同じ電車に乗るというのはつまり、会社にほぼ同時刻に出社することになります。この「まず1か月、規則正しく毎朝同じ電車に乗る」という目標を、家族と同僚に話しましょう。

家族には「これから1か月は、毎朝7時20分の電車に乗る」、同僚には「これから1か月は、毎朝8時20分に出社する」という具合に宣言するのです。

そして、実直に行動しましょう。

宣言することで、周囲もあなたを応援してくれるでしょうから、さらに成功する可能性がグッと上がります。

成功した暁には、その期間を1か月から2か月に伸ばしてもいいですし、また自分でできると思える新しい目標にチャレンジしてもかまいません。

すでに自分で目標を達成できた自信が身についているので、余裕を持ちつつ、高いモチベーションを保つことができるでしょう。


仮に、失敗したとしても全く落ち込む必要はありません。

目標を下方修正することは、積極的に行ってください。

ここでも、60点合格の精神は忘れないでくださいね。

今まで自信がなくて何もできなかったあなたが、自分で目標を立ててチャレンジしたことそのものを褒めてあげてください。

もしも、挑戦することや失敗したことを笑う人がいるなら、今後は親密に関わる必要もないでしょう。あなたが付き合っていくべき人間ではないと判別できたと、ポジティブに考えてください。

理想の自分を現実に

他にも、自信をつけていく方法を紹介していきます。

それは、根拠のないことであっても、自分の理想とする姿を強くイメージし、そのイメージに自分を合わせていくというものです。

これだけの説明では、抽象的すぎてピンと来ないと思うので、具体例を挙げて説明したいと思います。

例えば、血液型の性格診断というものがありますよね。

医学的根拠はないもののA型ならこのような性格とか、B型ならこのような人と相性がいい、というのを、あなたも一度は目にしたことがあると思います。

この俗説のようなものをうまく活用した方法を見ていきましょう。

あなたが、すぐにイライラすることに悩んでいると仮定します。

そして、あなたの血液型はO型。

そこで、「O型の人は穏やかで、いい意味でマイペース」という、よくある俗説の人物像をイメージして、そのイメージに自分を合わせていくのです。

暗示のように、イライラした時こそ、

「あー、自分はO型だし、すぐに落ち着くだろうな」

と、根拠がなくても、徐々にその姿に自分を寄せていってください。


これは心理学でいうところの、「自己成就予言」の応用になります。

自己成就予言とは、難しい表現ですが、次のような意味合いがあります。

- **失敗するだろうと思って行動すると、失敗しやすい**
- **成功するだろうと思って行動すると、成功しやすい**

あなたの気持ちが、そのまま行動に直結しやすいことを示しているのです。
つまり、自分がなりたい人物を、根拠がなくても都合よく作り出して、そのイメージに合わせていくということ。

何となくではなく、より具体的なイメージを作るほうがいいでしょう。さらに、根拠がなくても、何かしらの関係性や理由があったほうが、イメージに自分を寄せやすくなるのです。

もちろん、今回紹介した2つの方法を実践しても、明日から別人のように自信が生まれるわけではないかもしれません。
しかし、コツコツ継続してみると、自分でわかるほどに変わっていきます。
その間にくじけそうになる時もあると思いますが、それは決して、悪いことではありません。

大切なのは、また立ち上がり、続けることです。

さらに、もっと大切なのは、**立ち上がるための体力や気力を残しておくこと**です。
まずは、肩の力を抜いて、60点合格の気持ちで始めてみましょう。

POINT

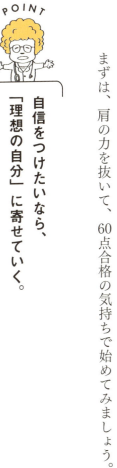

自信をつけたいなら、「理想の自分」に寄せていく。

デキる人を妬んでしまう

その人が持っているのは、ただの「優越感」

上にはさらに上がいる

あなたの周りには、周囲より頭1つ抜きん出た人はいませんか。

職場であったら、同僚より仕事の成績がよく、何をやらせても明らかに他の人より要領よく仕事をこなしていく、といった人ですね。

誰であっても、そんな姿に憧れると思います。

仮に、本人も「自分は周囲より結果も出しているし、いい評価をされている」と感じていたとしましょう。

そのような感覚を持っている人は、自己肯定感が高いと言えるのでしょうか。

結論から言うと、全員がそうとも限りません。

実は、この状態は自己肯定感が高い状態ではなく、あくまで優越感が高い状態なのです。

自己肯定感と優越感に同じようなイメージを持っている人は多いですが、決定的な違いがあります。

それは、優越感は、他人と比較することで初めて生まれる感覚であるのに対して、自己肯定感はそうではない、ということです。

もちろん、優越感を持って過ごせる人を見て、「優越感でもいいから、自分もあのようになりたいなぁ」と、羨ましい感情を抱くこともあるでしょう。

しかし、優越感は短期間で終了してしまいます。

どのような世界でも、「自分は周囲よりも結果を出している人間だ」と思っていても、必ず上には上がいます。

自分よりできる人に実際に出会わなくても、これだけインターネットが発達した世の中ですから、自分より上の人を見つけようと思えば簡単に見つけることができるでしょう。

そのような時、優越感だけをモチベーションに生きてきた人は、厳しい現実と向き合うことになります。

もちろん、ここから「なにくそー！」と根性でさらなる高みにステップアップする人もいると思いますが、みんながそうとは限りません。

極端な話かもしれませんが、芸能人やアスリートが、一時期スポットライトを浴びた後に、その栄光を維持できず、そのまま自暴自棄な生活を送ってしまうことがありますよね。

そこからもわかるように、うまくいっているように見える人も、決して自己肯定感が高いとは言えないのです。

自己肯定感は、いい時も悪い時も、それが自分自身だと認めることです。

自分の能力や限界を認めることは勇気のいることでしょう。

それができた時、改めて相手のすごさや努力に気づくことができますし、自分の行動にも納得がいくのです。

これからは優越感を持てるように努力するのではなく、自己肯定感を高く持てるように過ごしていただけたらと思います。

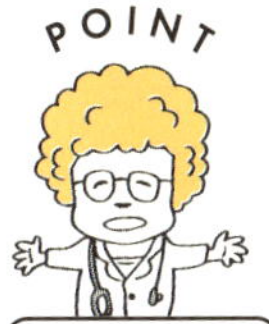

自己肯定感は人と比較して得るものではない。
いい自分も悪い自分も認めてあげること。

人と比べては落ち込んでばかり

他人ではなく自分と向き合う3ステップ

無理して「比べない」のもストレスに

社会において、自分の立ち位置を確認する時に、どうしても他人と比較してしまうものですよね。

さらには、他人と比較するだけならまだしも、その相手への嫉妬など、ネガティブな感情を抱いてしまうこともあるし、自信を失うようなことさえあります。

あなたも、他人と比べないほうが精神的にも楽であるのは、十分にわかっているのに、知らぬ間に他人と比べてしまうのではないでしょうか。

これには、インターネットが発達して、自分の比較対象が目の前にいなくても、簡単に自分と同じようなポジションの人を見つけることができるようになったことも影響しています。

「他人と比べないように、比べないように……」

そんなふうに自分に言い聞かせても、簡単にはコントロールができず、結局はストレスが溜まる要因になっている人すらいます。

そんな人にお伝えしたいのが、次の3ステップの心構えで自分自身と向き合ってみることです。

ステップ1：人間は他人と比べる動物だと割り切る

ステップ2：相手の頑張りを認める

ステップ3：相手に感謝する

ステップ1：人間は他人と比べる動物だと割り切る

まず最初のステップです。

人間は、他人と比較する動物だと割り切って考えましょう。

そのほうが気持ちもラクになりますし、無理して自分の気持ちにフタをして「他人と比べないように」とプレッシャーをかけても、つらいだけで何も解決できません。

ステップ2：相手の頑張りを認める

そのように考えを切り替えることができたら、次のステップです。

あなたから見れば、比較対象の相手に、憧れや「羨ましい」といった感情が生まれるかもしれません。

しかし、相手も、必ず苦悩や不安を抱えて、精一杯の努力をしている、ということを忘れないようにしてください。

私は精神科医として、様々な背景を持つ患者さんと接していますが、その中には、一見したら誰もが憧れるような職業や立場の人もいます。

例えば、芸能関係のお仕事も典型的ですよね。

周囲からしたら、華やかなTVの世界にいて、いつもニコニコと楽しそうな人でも、「いつ人気がなくなるかわからない。職がなくなるかも」「常に世間が求めるものを提供しないといけない」など、心に大きな負荷を抱えて、治療が必要なレベルの病気になることだって十分にあります。

私たちが見ている華やかな世界だけでなく、本人は過酷な世界で心を削りながら、努力しているのです。

ステップ3：相手に感謝する

このように、「あの人は元気そうだし、楽しそうでいいなぁ」と感じる相手でも、その裏では、努力している――それを認めることができたら、最後のステップです。

あなたが比較対象としている相手は、実際はどのような人でしょうか。

おそらく、イライラをあまり見せないような人なのではないでしょうか。

あなたから見れば、キラキラしてまぶしく見える人。

そんな相手にはぜひ、感謝してほしいのです。


世の中には、心に余裕がなくなってきた時や不機嫌になった時、ムスッとした表情になる人も多いもの。

あなたが比較する人は、「本当は色々と不安や苦悩があるのに、私の前ではニコニコしてくれる人」と受け取ってください。

その相手は、自己肯定感の高い人である可能性が高いです。

次の項目でもお話ししますが、そういう人とできるだけ多くの時間を一緒に過ごすことが、あなたにとってもプラスになります。

最初はそのことに気づかないかもしれませんが、相手と思う存分に比較して、相手の頑張りを認めて、相手に感謝してください。

その結果、あなたが比較対象にしていた相手への見方もポジティブに変わります。

すると、相手を起点として、もっとクリアに自分という存在が見えてくるのです。

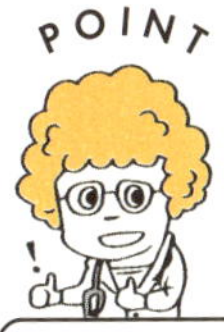

羨ましいと思う相手ほど、
陰で努力していると感謝しよう。

「尊敬できる人」との時間を多く持とう

"影響"されてしまうメリット

この章の最後では、自分に自信を持てない人は、どのような人と付き合っていくべきかをお話しします。

人間は、周囲の環境にとても影響されやすい動物です。これは、いい意味でも悪い意味でもそうであり、「朱に交われば赤くなる」とは、まさにこのことです。

特に、自分に自信が持てずに、他人の感情や周囲の空気を読むことに敏感な人は、一緒にいる相手によって、自分の気持ちが、良い方向にも悪い方向にも引っ張られてしまいます。

だからこそ、これをうまく利用してみましょう。

何をすればいいかというと、**できる限りあなたが尊敬できる人と一緒にいる**、ということ。

尊敬できる人というと、自己肯定感が高くて、前向きな人をイメージするのではないでしょうか。

このような人と一緒にいると、あなたも前向きになっていきますよね。

一緒にいる時間だけでなく、一緒にいた時間の後も、「心が満たされたな」と、素敵な余韻を感じられる相手ならベストです。

いくら尊敬できるといっても、最初は、相手に対してどこか気後れして、何を話せば、あるいは何をすればいいかわからないかもしれません。

このような時は、**「同期行動」**を意識してみましょう。

細胞を興奮させる

同期行動とは、その人と同じ行動を取ることです。

実は、海外の研究によって、同期行動をすると、よりその人と心の絆が深まることがわかっています。

例えば、朝礼時に社員がラジオ体操を行う会社があります。これは、健康目的もありますが、皆が同じ行動をすることで、より団結力を高める目的でもあります。

ぜひ、あなたが尊敬する人の行動も真似てみましょう。と言っても、単純な「立った」「座った」という行動ではなく、ラジオ体操のように、できるだけ近い位置で、同じ時間に同じ行動をすることを心がけてみてください。

例えば、その尊敬できる人が本屋に行くなら、一緒についていったり、ジョギングするなら一緒に参加させてもらう、といったものです。

「引き寄せの法則」という言葉をご存知でしょうか。

これは、自分がなりたい自分を、意識的に作り出す方法であり、ビジネスや恋愛でも応用されています。

本当になりたい自分になるには、今の自分とはかなり遠くの場所にある「理想の姿」を、あなたが時間をかけて追い求めていくイメージかもしれません。

しかし、引き寄せの法則を使うことで、自分の理想する姿のほうから、自分に歩みよらせるのです。

そのためにも、自分が本当になりたい姿を強くイメージする必要があります。

頭の中だけで作るイメージではどこかぼやけるので、やはり実在する人物を丸ごとイメージするのが一番いいでしょう。

あなたが尊敬する、自己肯定感が高い人のそばで同じ時間を過ごすことは、そのイメージを一層強くします。

さらに、現代はミラーニューロンの研究も盛んになっています。

ミラーニューロンとは、脳内にある細胞と言われ、自分が行動していなくても、あなたが見ている人が活動しただけで、その細胞が興奮します。

つまり、自分は何もしていなくても、相手と同じような行動をしているように脳が感じているわけです。

あなたが理想とする人物と一緒にいるだけで、まさに自分自身が自己肯定感の強い行動をしているように脳が錯覚します。

だからこそ、一緒にいた時間もいい余韻を感じられます。

このことを何度も繰り返していると、ゆくゆくは自分自身が自己肯定感の高い行動や考えをしないと、逆に違和感を感じるまでに成長していくのです。

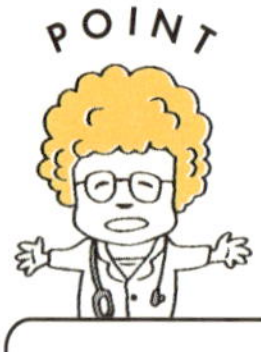

尊敬する人と一緒に長くいることで、あなたの自己肯定感も自然にアップ！

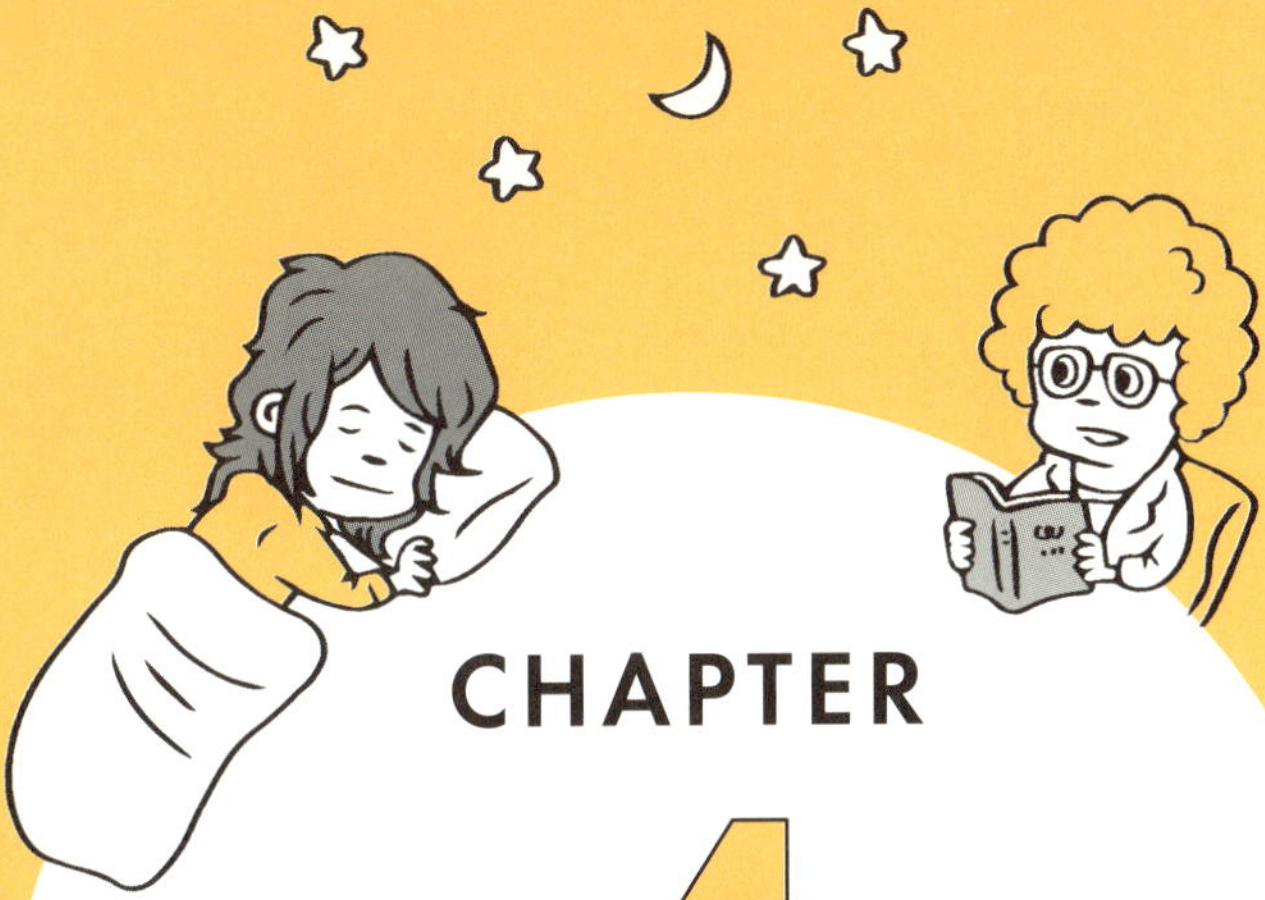

CHAPTER 4

仕事が終わらない

焦りや不安を取り除けば
スムーズに回る

いつも仕事に追われている

簡単に優先順位づけのプロになれる

いくら効率化しても仕事はなくならない

産業医をやっていると、次のような相談をよくいただきます。

「やることが多すぎて、自分をリフレッシュさせる時間が取れません」

やるべきことが溢れ返って、毎日何かに追われている感覚は誰にでもあるのではないでしょうか。

仕事も、毎日定時で終わる人は少なく、朝は早く、夜は遅くまでやるべき仕事があったりします。それどころか、休日出勤している人さえいます。

さらにプライベートでも、自分のための時間や家族との時間を削って、本音では不要だと思っている〝付き合い〟に時間を費やしたり、地区の集まりに参加したり、たくさんのやるべきこともあるでしょう。

今後、ＩＴやＡＩのさらなる発展で、今まで人間がやっていた仕事が、どんどん自動化され、色々な仕事がなくなっていくと言われています。

では、その分、やるべきことも減って、時間にも精神的にもゆとりのある生活が待っているのでしょうか。

残念ながら私は、そうは思いません。

例えば、洗濯機が開発される以前は、我々は手を使って衣類を洗濯していました。

しかし、全自動洗濯機が発明された現代で、手で洗濯していた分の空いた時間だけ、ゆとりの時間が生まれているかというと……答えはＮＯですよね。

同様に、今後も、様々な発明や発見によって、今までの仕事が自動化されていくのは確かだと思います。しかし結局、人間はその空いた時間でまた、やるべきことを作り出していくでしょう。

時代が進んでも、やるべきことが減る、なくなるといった幻想は持たないほうが無難です。

逆に、これからも**あなたがやるべきことは大量にあるからこそ、優先順位をつけて取捨選択する必要があるのです。**

その優先順位の中で、何よりも大切にしなければならないものは共通しているのですが、多くの人がそれに気づかず、ましてや守れてもいません。

自分と愛する人のことだけ考えよう

その、**「どんなものよりも最優先させる必要があるもの」**とは、**「自分の幸せ」**です。

そして、同列で**「愛する人の幸せ」**があります。

これらを犠牲にしてまでやるべきことは、この世の中には存在しません。

しかし、日本人の美徳からか、自分を犠牲にして他人に尽くすことがさも正義のような空気を読んで、終わりのない仕事に没頭している人がたくさんいます。その姿勢は評価されるべきかもしれませんが、それでは決して長続きしないことを把握しておきましょう。

想像してみてください。

あなたは、友人が、その人自身やその人の愛する人を犠牲にしたうえで提供するものを、心地よく受け取ることができますか？

生産者と消費者は直接、顔の見えない関係であることが多いですが、このことは、どちらの立場であっても意識してもいいのではないでしょうか。

極端な表現をすると、あなたが自分や愛する人の幸せを優先するために会社を辞めても、会社はそう簡単には潰れません。しかし、あなたが、**自分の幸せを犠牲にしてやるべきことに追い回されていたら、あなたは簡単に潰れます。**

優先すべきことがわかれば、次に必要なのは、「やるべきことの取捨選択」です。

これからもずっと、やるべきことは山ほどあり、全てを終わらせることは不可能ですから、**どれを切り捨てるか決めましょう。**

その時に、**罪悪感を抱く必要は一切ありません。**思い切ってあきらめてしまいましょう。

〝あきらめる〟という言葉は、ネガティブに聞こえるワードだと思います。

しかし、諸説ありますが、あきらめるとは「明らかにする」が語源だという説があります。

つまり、自分自身をあきらめるのは、自分自身を明らかにするということでもあります。「私はここまでできる人間なんだ」と、限界を明らかにすればよいのです。

人生は限られた時間だからこそ、やるべきことを全て終わらせようとは考えずに自分と愛する人の幸せを一番に求めてほしいと思います。

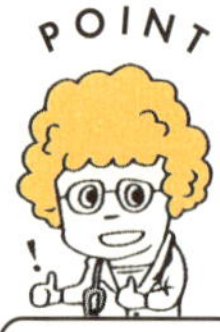

やるべきことを全部こなすのは絶対不可能。あきらめることに罪悪感を抱く必要はなし。

やるべきことがわからない

脳をシングルタスクにしてメリハリを

食事の必需品はスマホ⁉

疲れたら、体を休めるべき。しかし、わかっていても、積極的にできている人は少ないのが現実です。

そうなると、疲れたら脳を休める意識がある人はもっともっと少なく、しっかり実践できている人は、ほとんどいません。

インターネットの発達で、24時間どこでも仕事ができるようになりました。

しかし逆に、せわしない時代となり、必要十分な睡眠時間を確保できている人はかなり少なくなってしまいました。つまり、その分だけ、脳を休める時間が短くなっているということです。さらに日中には、仕事で脳を過剰に働かせているため、より大きな負担をかけています。

具体的なお話をすると、私たちは日中、マルチタスクといって、脳に複数のことを同時に処理させています。

確かに仕事を効率よく進めていくには、必要な能力かもしれませんが、寝ている時以外ずっとその状態では、非常に負担がかかります。

ここで、あなたの昼食時の光景を思い浮かべてください。テレビや音楽に耳を傾けつつ、ごはんを食べながら、スマホでネットニュースを見ていませんか？

休んでいるつもりが、たくさん脳に負担をかけてしまっています。

昼食時ですらこの状態ですから、仕事中ならなおさらです。

シングルタスクへの切り替え方

それでは、どのように脳を休めるべきかをお話ししていきます。

それは、積極的に脳へシングルタスクをさせる時間を与えてあげるというもの。

つまり、1つの物事に集中するように仕向ける必要があります。

例えば、先ほどの昼食時のケース。

脳を食事という1つのタスクに集中させてあげるのです。

そのためには、耳からイヤホンを外して、スマホを見ないことは大前提として、次の2つを意識してみてください。

①時間をかけて五感を使う
②変化を感じる

料理と言えば、「味」が一番の要素ですが、口に入れる前に、視覚的・嗅覚的要素も意識して料理を楽しみましょう。「料理の彩《いろどり》がきれいだな」「スープが透き通っているな」など、見て感じるままに思い浮かべてみましょう。嗅覚的な要素としては、香りを積極的に感じるようにしてください。

そして、いよいよ食べ始めるのです。味覚としては、最初に素材の味を堪能し、それから食感や舌ざわりなどを堪能してみてください。

味の変化にも意識を向けて食べてみましょう。同じ食材でも1口目と2口目で味が変わることは多々あります。

このように、食事という1つのことに集中させて、脳をシングルタスクに切り替えていきましょう。

趣味の時間をフルエンジョイするために

シングルタスクを行う中で、さらに有効な方法があります。

それは、**日常の連続性を切ること。**


ネットやSNSが発達した現代では、仕事が終わって職場を離れても、家で仕事をすることになったり、上司・部下から連絡が来るケースがよくあります。

つまり、職場を離れたからといって仕事が終わりではなく、ずっと仕事が続いている状態です。そのような時間感覚だと、脳はシングルタスクになることができません。そのため、連続性を断つ必要があるのです。


これはそこまで難しい話ではありません。

ポイントとしては、一人の時間を作ればいいのです。もちろん、ご家庭の事情があって、なかなか一人の時間を作れない人もいると思います。

そういう場合は、1週間に30分でもかまいません。その時間に1つのことに集中してください。

例えば、最近は「大人の塗り絵」なども流行っています。

この塗り絵に集中して、一人の時間を堪能してください。

他にも、裁縫や読書など、自分の好きなことに集中していただいてＯＫです。

ただし、この時は、スマホの電源をＯＦＦにしましょう。できる限り、**外部からあなたの貴重な一人の時間を邪魔をする要素を排除**して、集中できる環境を作ってください。

そのためには、図書館や喫茶店などを利用するのも有効です。


少し上級者向けになりますが、**室内でじっとしているのが苦手な人は、散歩など軽い運動**をしてもかまいません。

この時も、一歩一歩、右足を上げて、左足を下ろして、というように、「歩く」行動に集中して、今まで以上に意識してみてください。

今までも「一人の時間ができたら、あれがしたいなぁ」と何となく考えていたと思いますが、そのままでは、なかなか一人の時間はやってきません。

これだけせわしない現代社会では、自分で意識して、積極的に一人の時間を作るべきなのです。

繰り返しますが、寝ている時以外は、脳に負荷がかかっていることを忘れないでください。その負荷を減らすために、積極的にシングルタスクの時間を増やしてあげましょう。

意識して、一人の時間を作り、1つのことに集中する。

この脳のシングルタスクを何度も重ねていくことで、脳を休ませるだけでなく、シングルタスクを行う思考回路が身につきます。

ちなみに、このシングルタスクを行っている時は、今という一瞬に集中することになります。それは将来の不安を消し去り、今自分が何をすべきか、今自分が何をやりたいのかという発想につながっていきます。

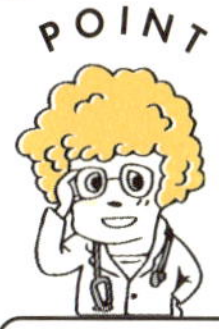

1日1回は脳をシングルタスクにしてあげよう。
その時、スマホの電源は必ずOFFに。

ミスしてばかり

一度の失敗を「永遠の大失敗」に置き換えない

「繰り返さない」より「振り返る」が大事

「またミスしてしまった」

「何をやっても裏目に出て、失敗する」

産業医をやっていると、このような悩みもたくさん聞きます。

しかし、人間ならば誰でも失敗をします。ヒューマンエラーと言って、これをゼロにするのは絶対に無理なことです。

少しでもその可能性を減らすように、ITやAIが導入されてきました。

もちろん、あなたが「この人はすごい人だな」と思っている人でも、絶対に失敗

をします。

さらに、その人もあなたも、今後も大小を問わず、必ず失敗をするでしょう。

その1回の失敗の大小を判断するのは自分自身です。

中には、周囲から見たら小さな失敗であっても、あなたからすると、すごく大きな失敗をしたと思うことがあるでしょう。

しかし、**1回の失敗で、今までのあなた自身の全てをダメにした、と思う必要はありません。**

どうしてもそのように考えてしまう人は、その**失敗を分解して振り返ってみましょう。**自分では気づかなかった「よかったポイント」を見つけることができます。

たとえば、あなたの仕事が、「①企画を考える→②社内で決裁をもらう→③取引先と契約する」の順番で進めていくものだったとしましょう。

もし、最後の大事な場面である③で失敗すると、落ち込みますよね。

また一人でなくチームで取り組んだ仕事であれば、最後の失敗に対する責任は、大きいかもしれません。

しかし、それでもあなたが一生懸命に取り組んだという結果は変わりません。失敗したことを受け入れるしかないのです。どれだけあなたが落ち込んでも、その結果は変わらないからです。


変えることができないことに対して、必要以上に悩む必要はありません。

決して、一回の失敗で、あなたという人間の価値が決まるわけではありません。

言うまでもなく、**仕事の一部分のことだけで、あなた自身の価値を過小評価することは絶対にやめてください。**


そして何より、失敗した自分を責める前にやることがあります。

それが、**①と②までは上手くいったことを評価してあげる**ということ。確かに③で失敗したかもしれませんが、そこまでの①と②で、結果を残せたのは事実です。だからこそ③に挑戦できたのだし、そこまで進めた自分自身をほめてあげることこそ、何より先に行うべきことです。わずかでもいいので心にゆとりのスペースを作ってあげてください。

その心のスペースができてから、失敗をどのように修正するか考えるのです。失敗して自分のミスのことばかりで頭がいっぱいでは、次に進むことができなくなります。

修正作業には、一人でチャレンジする必要はありません。もし自分の能力を超える内容ならば、その弱さを認めて、周囲にSOSを出せばいいのです。あなたの気持ちに共感して、力になってくれる人がきっと現れるでしょう。

全ての失敗は「成功の途中」

「落ち込んでばかりで、心の弱い人間だ」と自分を責めてしまうこともあるでしょうが、本当は、自分の弱さを認められる人こそが、心の強い人間なのです。

自分の能力の限界を認めるのは勇気のいることです。しかし、それができれば、もしまた次に別の失敗をした時でも、過剰に落ち込んだり自分を責めたりはせず、「仕方ないか」と受け入れる心の余裕が出てきます。

そして、その失敗に関して、必要以上にネガティブにならないでください。

あなたの失敗は、今の時点では〝失敗〟と判断されるかもしれません。

しかしそれは、長い目で見ると**「成功への途中」**とも言い換えることができます。

どんなことであっても、**1つの成功の背景には、たくさんの失敗がある**ということを忘れてはいけません。

そして今後、別の人が、あなたと同じようなミスや失敗をすることもあるでしょう。

そんな時、あなたの経験が非常に活用されますし、励みになります。

つまりあなたの失敗こそが、誰かにとっての助けになるのです。

そして、あなた自身はその相手に対して、誰よりも優しく教えたり接したりすることができるでしょう。今回の失敗こそが、他人に対して優しくできる心の余裕を作ってくれたのです。

ミスや失敗なんて、誰でもします。

そして、ミスであなたの価値が決まるわけではありません。失敗に至るまでの自分の頑張りを自分で評価して、心のゆとりを作ってから、また一歩踏み出せばいいのです。

POINT

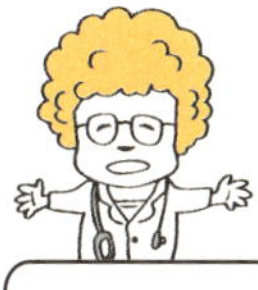

一度の失敗で、自分を全否定しない。
その失敗は「成功への道」であり、誰かの助けになる。

自分には能力がない

「できない自分を素直に認める」と全てが変わり出す

自分を偽ってもつらくなるだけ

人間ならば誰であっても、不得意なところを持っています。

その点を何となく自覚している人はたくさんいるでしょうが、直視して向き合っている人は少ないものです。

なぜなら、自分の弱点と向き合うことは、勇気がいるからです。

自分の弱さや自分の不甲斐なさを含めて、それが丸ごと自分自身である、と受け入れる感覚も身につけられたら、あなたがこれから抱える心の負荷を、かなり軽減できると言ってよいでしょう。

ただし、自分自身を受け入れるというのは、非常に勇気のいることであるうえに、容易にできることではありません。

そこに時間がかかるのは当然なのですが、ついつい焦ってしまう人がいます。

そんな時であっても、**絶対に自分自身に嘘をつく行為だけはしないでください。**

私は診療の現場で、本当は自身の限界に気づいていて、少しも大丈夫ではない状態にもかかわらず、支援者から手を差し伸べられても、つい「大丈夫です」と言ってしまうシチュエーションをよく見かけます。

「体調が悪いと思われたくない」

「ここまでよくしてくれる支援者に心配をかけたくない」

こうした気持ちが働いてしまって、自分の考えていることと真逆のことを言ってしまうのです。

自分に嘘をつく行為は、それ以上に自分自身の脳に負担をかける行為とも言えます。

少し表現はかたくなりますが、自分に嘘をつくという行為は、「実際に考えていることとは異なる情報を瞬時に準備して、脳に叩き込んでいること」です。

つまり、脳としては「事実であることを、事実でないことを、事実である」と置き換えているのです。

これが、どれだけ脳に負担をかけるか想像できるでしょう。


さらに詳しくお話しすると、人間の感情を扱う脳は、右脳と左脳で、全く別の役割を持っています。

右脳は、相手から感じるものを感情として扱う役割であるのに対して、左脳は、自分の内側から出てくるポジティブな感情を扱う役割があります。

自分自身を騙し続けると、左脳に対して大きな負荷を与え続けることになり、右脳と左脳にかかる負荷のアンバランスから、さらに他人の顔色ばかりをうかがう行動をとってしまい、余計に自分の内側に目を向けられなくなります。

自分で自分の気持ちに蓋をして、脳を騙すようなことがあれば、それは決してよい方向には働かないと覚えておいてください。

不安は相手に全部パス

そうは言っても、「自分の心と向き合うと余計に気持ちが沈んでいきそう」と思っている人も多いでしょう。そんな、どうしても自分の内側を直視できない時、ぜひ実践してほしい方法があります。

誰にでもできる簡単な方法です。不安を軽減する方法を応用したものになりますが、とても有用です。

やることは「そのまま声に出す」というもの。

少しでも立ち止まるとできなくなってしまうことが多いため、「不安を感じた、まさにその時に声を出す」というルールを自分の中で作ってください。

例えば、仕事で上司に結果を報告する場面を想定してみましょう。

あなた：「A会議室が空いていないので、B会議室に変更しました」

上司：「えっ。あぁ……了解」

もし、このようなやりとりがあれば、あなたはどのように感じるでしょうか。

色々と不安が出てくるのではないかと思います。

● 「あれ？　B会議室も全員入れる大きさだし、大丈夫だよな」

● 「余裕を持って予約しておかなかったから、怒らせたかな」

● 「申し訳なさそうにしなかったのがまずいのかな」

このような不安を感じた時こそ、その場でそのまま声を出してください。

次のような会話です。

あなた：「A会議室が空いていないので、B会議室に変更しました」

上司：「えっ。あぁ……了解」
あなた：「A会議室じゃないと、まずいでしょうか？」
上司：「いや、申し訳ない。別のことを考えてた。そのままで大丈夫だよ」

このような展開も十分にあり得るのです。

自分が心配していたことを声に出して聞かなかったら、ずっとモヤモヤが残るだけだったでしょう。

実際には、上司から「事前に会議室を押さえておくように」と指導されることもあるかもしれません。

しかし、相手が何を考えているかわかるため、受け入れることもできます。声に出して聞くことで、このようにフィードバックをもらうことができるのです。

もし、上司から厳しい指導があり、現状ではできないことでも、今後はどのようにすればよいかフィードバックをもらうことで、成長につなげることができます。

もしあなたが、自分の内側に向き合うことができず、不安や心配な気持ちが出てきたら、**「その場で、すぐ声に出す」**というルールを、積極的に実践してください。このルールのいいところは、頭でどうこう考える時間を作らずに、声に出したその時に自分の不安や心配する気持ちと向き合えるところです。頭で考えすぎて、足がすくんで、何もできなくなっているあなたにはとっておきの方法になります。

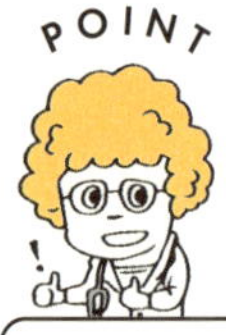

何かできなくて不安になったら、その場で声に出して聞いてみる。

いい考えが浮かばない

「4B」であなただけのアイデアを生み出そう

"デキる人"は何が違うのか

いかなる場面でも、アイデアを出せる人は素敵ですよね。

さらに、アイデアを出すのが得意な人は困難にぶつかっても、「こんなふうにしたらいいのかな」と、うまく乗り越えられる可能性も高くなります。

そこで、ここではアイデアを出すコツをお伝えしたいと思います。

病院で活動する医師も、会社で活動する産業医も、日常的にたくさんの会議に参加しています。

有名なのは、カンファレンスといって、病院内の色々な職種が混ざって、1つの症例に対して、意見を出し合う会議でしょうか。

どのような会議でも、新しいアイデアや戦略を生み出す人は、限られています。皆さんの会社でも同じことが言えるのではないでしょうか。

その場で斬新な意見を出す人は、かなり少数派だと思います。

「次回までの宿題」として持ち帰ったものに対し、次の会議でしっかり成果を出す人は、おそらく、会社を離れてから、リラックスした状態になることで、アイデアを生み出しているのでしょう。

頭が冴えるのはここ!

仕事でもプライベートでも、自分で考えて自分で行動しなければならない場面は、これからもたくさん出てきます。

困難を乗り越えるためのヒントは、今までの経験や書籍、ネットなどに隠れているかもしれません。しかし、答えがそのまま見つかることは少ないでしょう。各個人によって、背景も能力も環境もバラバラですから、全ての人に当てはまる答えは簡単には見つかりません。

多くの場合、ヒントをつなげたり加工したりすることでアイデアを生み出して、困難を乗り切ることが必要になってきます。

そのような時に、どういった場所でアイデアが生まれやすいか知っておくことは、あなたにとっても非常に有益になります。

その場所は、「4B」と言われており、次の場所になります。

- Bathroom：(バスルーム、入浴中)
- Bed：(ベッド)
- Bus：(バスなどの乗り物)
- Bar：(バー、お酒を飲むところ)

いずれも、眠くなる場所、あるいはリラックスできる場所でもありますね。このような環境こそが、新しいアイデアを生み出す場所として適しているのです。

まずバスルームですが、入浴が副交感神経を刺激し、リラックスにつながります。「浮力」を大発見したアルキメデスは、入浴中だった、ということを聞くと、納得していただけるのではないでしょうか。

ベッドにいる時間も、入浴と同じく副交感神経が活発に働きます。だからこそ、ふとした瞬間に今まで意識していなかったことに気づいて、アイデアが生まれるのでしょう。

ただし、それを意識しすぎて、ベッドでアイデアを出そうと必死にならないでください。逆に脳を活性化させてしまい、眠れなくなってしまいます。

バスについては、バスや電車などの乗り物の不規則な揺れで眠くなったり、心地よくなったりした経験はありませんか。この不規則な揺れは、人間をリラックスさせることがわかっています。

またバスや電車は、リラックスできる環境であると同時に、中吊り広告や他人の言動といった、刺激がバンバンと入ってくる場所でもあります。そのため、アイデアもひらめきやすいのでしょう。

バーに関しては、「お酒がアイデアに対して、よい影響を与える」という、イリノイ大学の研究員、アンドリュー・ジャローズ氏による研究結果があります。

彼は、アルコールが脳に与える影響を調べました。実験内容は、「少しお酒を飲んだ人」と「シラフの人」に様々な問題を解いてもらうというもの。

その結果、集中力が必要な問題では「シラフの人」の勝ちでしたが、想像力が必要な問題では「少しお酒を飲んだ人」の勝ちだったのです。しかも、正解率で見ると、40%も差をつけたのでした。

さらに、想像力が必要な問題の正解率が一番高いグループは、血中アルコール濃度が0・075%であったと結論づけられています。これは、ビール（350ml缶）で言うところの2〜3本くらいで到達する血中濃度になります。

ちなみに、アルコール濃度が高すぎると、想像力が必要な問題もどんどん正答率が悪くなったので、適量はもちろんあります。

もし、今までアイデアを出すなんて苦手と思ってきたならば、4Bだけでなく、自分のリラックスできる環境を見つけてください。

そのリラックスした環境であれば、何かしらの困難に対してのアイデアがひらめくだけでなく、今まで1つの側面しか見えなかったことを、また違った角度から見る余裕も出てきます。

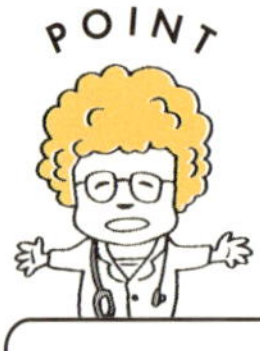

たくさんのいいアイデアを出したいなら、お風呂、ベッド、バス、バーで。

忙しくてついイライラしてしまう①

爆発しそうな時に効くカウンティング

職場ではいつも怒っていていい？

あなたは、仕事で忙しさが続いたりすると、「どうして私ばっかり！」と心の中でイライラしたり悲しくなったりしていませんか。

自分の気持ちを素直に表現できない人は、自分でも気づかないうちに、どんどんストレスを溜めて、いつか頂点に達して爆発してしまいます。

その矛先が他人に向かって関係が悪くなったり、自分に向かって自分を責めてしまうことさえあります。

どちらにせよ、それがあなたにとってプラスにならないことはすでにおわかりかと思います。

- すぐにイライラしてしまう
- 些細なことなのに、イラッとした口調になってしまう
- 怒って、誰かにあたってしまう

このような悩みを抱えている人はたくさんいます。

そもそも、一生懸命やっているのに、何をやってもうまくいかず、評価もされず、怒りや悲しみが爆発しそうな時は誰にでもあります。

そして、このような感情で悩んでいる人の特徴として、「怒りという感情にネガティブなイメージを持っている」ことが言えます。意外と思うかもしれませんが、**怒りの感情はあってもよい**のです。

全ては、それを認めるところから始まります。

怒りは、当然ながらあなたの心から自然に生まれてくる感情。その自然に生まれ

る感情を敵視して、無理やり蓋をしようとするからこそ、そんな自分にまたイライラしてしまうのです。

怒っても〝クール〟にいこう

怒りを抑えることは、身体的にも影響を与えます。交感神経を過剰に刺激して、高血圧や心筋梗塞などのリスクまでもが上昇します。

つまり、怒りの感情があっても、我慢は禁物なのです。

しかし、怒りの表現方法は絶対に間違えてはいけません。怒りに任せて、他人に対して攻撃的になることは間違っています。一時の感情で、大切な人間関係を悪くすることは、誰しも経験があるのではないでしょうか。そして、あなたはその度に後悔して、自己嫌悪のループにはまっていたはずです。だからこそ、怒りを一時的にでも、クールダウンさせる必要があるのです。

怒りをクールダウンさせる手法は、「アンガーマネジメント」と言って、1970

年代にアメリカで生まれたとされている、怒りの感情と上手に付き合うための心理トレーニングが有名です。

数えるだけでイライラが消える？

今回はその方法として、「カウンティング」を紹介したいと思います。

カウンティングは、怒りをクールダウンさせる代表的な方法で、ここで紹介する理由は、実践するのが非常に簡単で効果も証明されているからです。

方法としては、イライラした瞬間から、「1、2、3……9、10」と、10まで数を数えるだけです。

かなり簡単ですよね。

数える時は声に出しても、出さなくてもOK。

姿勢は、じっと座りながら数えてもいいし、机をコツコツと叩いてリズムを刻みながらでもかまいません。ゴルフのスイングを真似しながらでも大丈夫です。

自分のしっくりくるスタイルを見つけてください。

このカウンティングが生まれた背景をご説明しましょう。

心理学的には有名な話ですが、イライラし始めた時は、脳内からアドレナリンが急激に分泌されます。そのため、血圧が上がったり動悸がしたりするのです。

そのアドレナリンが体中を駆け巡って一段落するまでが約6秒と言われています。そのため、怒りは最初の6秒さえ我慢できたら、鎮まっていくと考えられたのです。

では、「10秒ではなく6秒のカウンティングでいいはずでは?」という疑問が生まれると思います。

怒りが爆発しそうな時に、何もせずに6秒じっと我慢することが難しいことに加えて、イライラした時に数を数えても、スピードが速くなるだろうと想定されて、「10秒のカウンティング」が生まれました。

カウンティングは誰にでも簡単にできる方法だからこそ、ぜひ実践してほしいと思います。

しかし、1点だけわかっておいてほしいことがあります。

それは、決して怒り度数が100から0に下がるような魔法の方法ではないということ。

おそらく、そのような方法は、この世の中にありません。今回のカウンティングにしても他の手法にしても、怒りが100から95に下がるだけで、効果ありと判断してください。

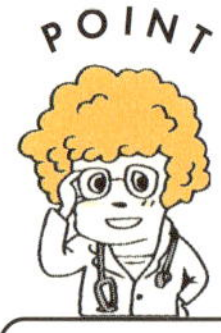

怒りを感じた時には1〜10までゆっくり数えて怒りを鎮める。

忙しくてついイライラしてしまう②

怒りを鎮める2つのアプローチ

頑張ったのに……

前項でお話ししたカウンティングは、怒りのピークを過ぎ去るのを待ち、怒りを鎮める、いわば、その場しのぎの方法です。

続いては、根本的な「怒り」という感情に対してどのように対処すればいいのか、2つのステップでアプローチしていく方法を説明していきます。

そもそも、怒りの感情が生まれる時は、自分の大切にしているもの（ビリーフシステムや自分の評価軸）が傷つけられている時。その反応として、イライラした感情が出ていると考えてください。

それでは、ここでも具体例を挙げて説明していきます。


あなたは、大きな仕事を任され、平日も休日も関係なく働き、毎晩終電まで資料をまとめる生活を2か月以上続けてきました。

データの分析も終了して、自分でも80点くらいの出来だと確信した報告書を作成。

そして、この報告書のチェックを上司にお願いしました。

しかし、上司から伝えられたのは、「30点だね。この2か月、何をしていたの?」という言葉。

さらに、上司自身の怠慢や今までの成績は一切棚に上げて、細かくネチネチとダメ出しが続きました。


……さて、どうですか?

ショックな気持ちもあるでしょうが、当然、怒りも生まれるでしょう。

では、この怒りの気持ちの裏側にはどんな「大切なもの」があったのか考えてみましょう。

●あなたが大切に取り組んだ仕事
●あなたの時間
●会社への貢献

このようなものを挙げることができるでしょう。

さらに、怒りは「理不尽さ」に対しても生まれてきます。今回の例では、会社という集団において、守られるべき秩序やルールが崩れたために理不尽さを感じました。上司としてあるべき、正しく指導する姿とはかけ離れていますからね。

実は、これが最初のステップです。まずこのように怒りが湧いた時は、自分にとってどんな大切なものが傷つけられているかを確認してください。それがあなたの評価軸であると言えます。

できることをリストにする

次のステップに進みましょう。

次は、傷つけられた大切なものをいかにして守るか、そして、そのためにどのような行動をすべきか考えるのです。

もちろん、その方法は1個ではないでしょう。何個あってもかまいません。現実的にできそうなことをリストアップしてみましょう。

今回のケースならば、次のようになります。

- 報告書を作る前から、様式やどこに重点を置くかなど、具体的に話し合っておく
- 過去に先輩が提出した報告書などがあれば、確認して、共通のイメージを持つ
- 30%完成→60%完成など段階的にチェックしてもらう

●この仕事が、会社にとってどれくらいの影響を与えるか、また、それが今の自分のキャリアと照らし合わせた時に、相応なものか意識しておく

怒りの感情が出ることは悪いことでありません。

イライラをこのように扱うことで、自分の評価軸が何かを改めて知るきっかけにもなります。

そして、今後は、その評価軸を守るのか変更するかを決断して、行動に移す必要があるのですが、それも、あなた自身に大きな成長をもたらします。

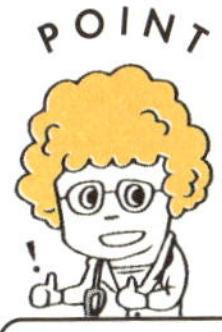

怒りを感じたら、自分の大切なものを守るためにできることをリスト化してみる。

仕事を押しつけられる①

1日1分から始める「断り訓練」と「相談訓練」

日頃の「訓練」がものをいう

マナー研修やハラスメント防止研修など、あなたも、会社で様々な研修を受けたことがあると思います。

また、避難訓練も定期的に行ったことがあるのではないでしょうか。

私は、現代社会には他にも、会社内で実践形式を追加したほうがいい訓練が、まだまだあると考えています。

そして、私が産業医や精神科医として、これまで多くの方の話を聞いてきた経験から必要だと思うのが、「断る訓練」と「相談する訓練」です。

まず、1つ目の「断る訓練」ですが、職場で悩む多くの人に共通しているのが、「断ることが苦手」ということ。

よくある例が、自分では限界を感じているものの、その時に仕事をお願いされて、断れずに「大丈夫です」と無理して引き受けてしまうパターンです。

これでは、どんどん負荷がかかってしまう一方だとわかりますよね。

さらに、断ること以外に、相談することも苦手な人が多いと言えます。

- **この仕事量は一人では厳しい**
- **自分の負担を減らしてほしい**
- **会社に行く気力が湧いてこない**
- **このままではだめだ**

このように心の中では感じながらも、誰にも相談できず、一人で抱え込み、どんどん自分の心を削ってしまっているのです。

もちろん、この時点で、産業医や心理カウンセラーに相談するのも1つですが、なかなかハードルの高い選択肢になります。

そうなると、上司に相談するのが最も身近な選択肢だという人が多いでしょう。

しかしながら、いざ相談しようと思っても、どのように自分をさらけ出して相談したらいいか、説明する言葉が見当たりません。

そして、そのままズルズルと時間だけが流れ、精神的な負荷を減らすこともできずに、いよいよ会社に行けなくなってしまう人を、私はたくさん見てきました。

だからこそ、現代社会で求められるスキルの訓練の1つとして、会社の中で「断り訓練」と「相談訓練」の取り組みをしてほしいと思うのです。

「できません」の一言でいい

最初は、難しい場面は設定しなくても構いません。

1分で終わるような短い場面設定で結構なので、断る場面や言葉を体に覚えさせることから始めましょう。

上司：「○○さん、この仕事も頼むよ」
あなた：「余裕がないので、できません」

最初は、たったこれだけでもかまいません。しかし、1種類のパターンだけではなく、何種類ものパターンを体に染み込ませるほうがプラスになります。慣れてくれば、できる限り職種や社風にあった、より具体的な場面を設定していけばよいのです。

避難訓練は、もしもの時にとっさに体が動くように訓練しますよね。それと同じで、心の状態が限界に達し、「あ、無理だな」と思った時に、とっさに断りの言葉が出てくるように訓練しておくとよいでしょう。

この訓練は、自分の精神的負荷を小さくすることだけにメリットがあるのではありません。

残念な話ですが、世の中には「頼まれたら断らないのが当然だろう」という雰囲気がある会社もまだまだ存在します。

そのような会社では、同調圧力も強く、誰か一人がおかしいと思っても声を上げられない状態になっています。

しかし、だからこそ、そのような会社には、社内全体に対して、「自分の能力の限界を感じた時、誰もが断ったり、相談したりしていい」という共通認識を生み出すこともできます。

相談は心地いい

次に、相談訓練の具体的な方法を見てみましょう。

相談訓練とは、「相手へのお願い」です。

「〇〇してもらえないでしょうか」

このお願いができないと、全てを自分で抱え込んでしまい、負荷がたまる一方です。だからこそ、断るばかりではなく、他の人に分配する必要があります。

ただ、いきなり「お願い」なんてできないと思う人も多いでしょう。コツとしては、上司とペアになって（なったつもりで）、段階的に練習をしてみること。

最初は、簡単な〝ついで〟の場面から、相談してみましょう。

例えば、相手が席を立ってコピーをしに行ったとします。その時に、「隣の棚にあるファイルを取ってもらえないでしょうか」と相談してみてください。

あくまで「ついで」なので、相手に対してもそこまで負荷がかからず、断られるリスクはとても少ないと思います。

「相手からこき使っていると思われるのでは……」と抵抗を感じる人もいるかもしれませんね。そんな時は、相手の体勢を変えず、すぐにできる場面を想定して訓練してみましょう。

例えば、「さっきの資料をメールで送ってください」や「そこのホチキスをとってもらえますか」など。

このように、「相談する」ということ自体に慣れていきましょう。

そして、断り訓練の時と同様に、あなたの会社でよくある場面を設定して相談する訓練を、積み重ねていきましょう。この訓練が会社内で広がっていくことで、「部下から上司に相談するのが当り前のこと」というように、社員の共通認識になっていくのです。

あなたの周りには、「めんどくさいなあ、そんなことしなくても」とネガティブな反応をする人もいるかもしれません。

しかし、世の中には、そのように自分の気持ちを吐き出せる人ばかりではありません。だからこそ、訓練をやる意味があり、よりたくさんのシミュレーションをしてみる意味があるのです。

会社内で、皆が「断る・相談するという行為が当たり前なんだな」という感覚になることを願っています。

今まで、あなたは家庭や学校で、「断らないこと、弱音を吐かないことが日本人の美徳」と教えられてきたのではないでしょうか。そのため、あなたも幼い時から、自分の限界を超えるということが、素晴らしい行動だと信じてきたかもしれません。

しかし本来は、限界というのは、絶対に超えてはいけない境界線です。その限界を超えて、生きる気力を失ってきた人をたくさん見てきた私だからこそ、本当に余裕がない時は、断ったり相談したりする必要があると断言できるのです。

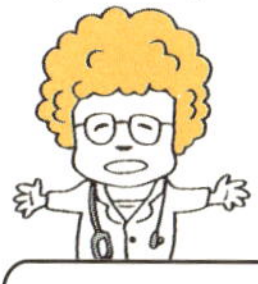

POINT

「できません」の断り訓練と「お願いします」の相談訓練を日頃からやってみよう。

仕事を押しつけられる②

NOと言えない人は「先制パンチワード」で自分を守る

それ、本当に人のため?

前項で「断り訓練」についてお話ししましたが、最後に、より実践的な方法をお伝えしたいと思います。

今まで、患者さんなどに「なぜ、断らなかったのですか?」と聞いてみたところ、多くの方がこう答えました。

「相手に悪い気をさせて、傷つけてしまうんじゃないかと思って……」

しかし、残念ながら、それは違います。

相手を傷つけることを恐れているのではなく、実際は自分の評価などが傷つくことを恐れているのです。

「自分の今の手一杯の現状を説明しても、相手がわかってくれないんじゃないか」という人もいますが、それは全く関係ないことです。

限界に達しているのに、頼みごとを断らずにさらに負荷を抱えると、その後に後悔や自己嫌悪などに襲われて、精神衛生の面で全くよくないということは、あなたが今まで経験してきたからこそ、よく知っているはずです。

この状態がエスカレートしていくと、うつ病になり、休職に至る人もいます。

つまり、**断るということは、自分自身を大切にすることにもつながる**のです。

さらに、断ることは、自分で考えて、自分で出した答えになるので、自己肯定感を上げる行動とも言えます。

自分の評価軸で判断した結果なので、その行動には、自分も納得できるはずです。

断ることは決して相手に悪いことではありません。

あなたの心に余裕が生まれ、その余裕があるからこそ、他人のために自分ができる範囲でサポートすることだってできます。

頼みごとを断ったからといって、仕事をサボっているわけではないので、堂々としていていいのです。

枕詞でスムーズに

断るには、ある程度コツがいります。

実際に「できません」とだけ伝えると、やはり素っ気ない印象を与えるため、確かに相手も気持ちよくはないでしょう。

ここからは、相手の気持ちも守りつつ、断るコツを伝授していきます。

具体的なコツの1つに、断る時に**「必ず何かしらの理由をつけること」**があります。この時に使用する理由は、明らかな嘘でなければ、特に問題ありません。何でもいいので、理由をつけるということがポイントです。

- **「ここ最近は、睡眠不足で頭がうまく回らないので、できません」**
- **「担当しているA社の仕事の締め切りがギリギリなので、できません」**

具体的にはこのようになりますが、サッとこの理由が出てこない人もいるでしょう。

そんな人におすすめしたいのが**「先制パンチワード」**です。

先制パンチワードとは、**日本人的な奥ゆかしさを利用した方法でもあり、断る前**

に、枕詞的に使う言葉になります。

では、具体的に見てみましょう。

●「Aさんには迷惑をかけますが、できません」

●「ダメなやつだと思われるかもしれませんが、できません」

このような先制パンチワードを入れて、へりくだることで、あなたが気にしていた相手に嫌な気持ちをさせないようにすることができます。

先制パンチワードと言っても、特に難しいことではないことがわかってもらえたのではないでしょうか。

誰であっても、口癖のようにスッと言いやすい言葉があります。

自分ならどのような先制パンチワードを言うか、事前にノートに書き溜めておくことをおすすめします。

先制パンチワードのいいところは、断りの理由を述べるのと違って、いつでも〝使いまわし〟ができることです。

もちろん、この先制パンチワードだけでなく、断る理由をつけるとなおさら、説得力も相手への配慮も増すのは、言うまでもありません。

「Aさんには迷惑をかけますが、午後から先約があるので、できません」

「ダメなやつと思われるかもしれませんが、締め切りがギリギリなので、できません」

いかがでしょうか。これなら少しはできそうだと思いませんか。

ただ、最初から何でもかんでもできるわけではないので、まずは自分なりの先制パンチワードを見つけて、急な頼みごとに備えておきましょう。そして必要ならば、事前にトレーニングをしておくことも、おすすめします。

小さな親切、大きな変化

さらにもう1つ、あなたが頼みごとを断れる人になるには、普段から意識してほしい心構えがあります。

それが、**「大きな親切はしない」**と、心に決めておくことです。

大きい・小さいの感覚は個人差がありますが、自分の中で「これは大きな親切だな」と感じたら、絶対に受けないようにしましょう。

仕事をしていくうえでは色々なお願いをされると思いますが、**自分の評価基準で判断してよい**のです。

大きな親切だと思えば、それは対応しなくてもかまいません。

ただし、この評価基準を利用するためには、普段から1つのスタンスは貫いてください。

それは、**【「小さな親切はやります」というスタンス】**です。

この小さな親切の積み重ねこそが、あなたの信頼につながります。

もしも、あなたが自分の評価基準で断る場面が来ても、その信頼があるからこそ、誰もあなたを責めることはありません。

自分にとって大きな親切だと思えば、どんどん断りましょう。それによってあなた自身の限界を、周囲にわかってもらえるいい機会にもなります。

小さな親切は、そこまで難しいことを行う必要はありません。

例えば廊下に落ちているゴミを拾うとか、みんなが使う電話をキレイに掃除するとか、荷物を運んでいる人がいればドアを開けてあげるなど、自分が「あっ」と思った瞬間に、サッと手を差しのべることができるのが小さな親切です。

今までのあなたは、「断ろう、断ろう」と、肩に力が入っていたのではないでしょうか。

そして、いざ何かをお願いをされた時に断ることができずに、自分で自分をさらに責めてしまうこともあったでしょう。

今回説明したように、断ることが苦手な人には、心構えだったり、先制パンチワードだったり、小さな親切を積み重ねるなど、事前に準備しておくべき必要事項があるのです。

ぜひとも、これらのことを意識して、自分ができないと感じた頼みごとに対しては、しっかり断り、自分で自分に負荷を与えすぎないようにしてください。

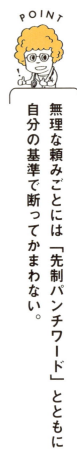

無理な頼みごとには「先制パンチワード」とともに自分の基準で断ってかまわない。

CHAPTER

5

心を軽くする メンタルハック

疲れが取れない

お風呂を活用してリフレッシュ

入浴上手は睡眠上手

ここまで、心の守り方を具体的にお話ししてきました。

最後の章であるCHAPTER5では、より手軽に、普段の生活に取り入れられる「ちょっとしたセルフメンタルハック」をお伝えしたいと思います。

「これ、いいいな」と思ったものから気軽に試してもらえたら嬉しいです。

まず1つ目は、お風呂について。

あなたにとって、お風呂の習慣は、「ただの義務」になっていないでしょうか？

「時間がないから」「面倒だから」と、湯船には浸からず、シャワーだけで終わらせていませんか？

入浴はうまく活用することで、髪や体の汚れを落とすだけでなく、**心と体の緊張をほぐしてリラックスにつなげる**ことができます。

というのも実は私は、「温泉療法医」でもあるのです。温泉療法医とは、温泉療法を行う人に対して療養指導を行うほか、普段の入浴についても、医学的に心身のプラスになるよう指導する医師のことです。

そんな私から、お風呂を200％活用してリフレッシュするコツをお伝えしたいと思います。

すでにお話しした通り、人間には、交感神経と副交感神経という自律神経が備わっています。交感神経は頑張る時に作動する神経で、副交感神経はリラックスする時に作動する神経でしたね。

つまり、**入浴を通して、いかに副交感神経を作動させるかがポイント**になります。

それが、夜の快眠にもつながっていくのです。

長時間の残業をこなして、満員電車に揺られて帰宅した後しばらくは、まだまだ交感神経が活発に働いていて、心も体も緊張・興奮状態が続いています。

このような状態では、ぐっすり眠れるはずもありません。

たかぶった交感神経を鎮め、副交感神経を優位にするためにも、積極的に入浴を活用していきましょう。


まずは大前提として、**必ず湯船にお湯をため、しっかり浸かってください。**

シャワーだけでも、汚れ・不要な皮脂を落とすことはできるでしょう。

しかし、必要なのは、入浴によって体の深部体温を上げること。シャワーだけでは、それはできません。


お湯に浸かって体温を上げることで、血流をよくすることはとても大切です。

血流がよくなれば、体中の細胞に必要な酸素や栄養をスムーズに届けることができます。さらに、不要な二酸化炭素や疲労物質が除去され、新陳代謝がアップ。すっきりとリフレッシュした感覚を手に入れることができます。

何かしらの疾患で不可能な場合を除いて、半身浴ではなく、肩までしっかりお湯に浸かってください。

海やプールなどに入ると、体が軽くなる感覚を経験したことがあるでしょう。

これは、お風呂でも同じです。

浮力が働いて、普段、重力がガチガチにかかっている関節や筋肉を緩めることができ、現代人の多くが悩む肩こりにも効果的なのです。

「深部体温」がキーワード

次に、お湯の温度や入浴時間について説明していきます。

まずお湯の温度ですが、特に決まりはありません。**あなたが「気持ちいいな」と感じる温度にしてOKです。**

41℃前後を「心地いい」と感じる人が多い、という説もあるので、1つの目安として最初はこのあたりから始めて、0.5℃単位で微調整をしてみてください。

ただし、42℃以上にするのは避けましょう。
熱すぎると交感神経が刺激され、逆に体が覚醒する方向に働いてしまいます。

次に入浴時間ですが、体の深部体温をしっかり上げるために、10分程度は浸かりましょう。ただし、長くても最大15分までとしてください。

入浴中に息苦しさを感じた時は、我慢せずにお湯から出ましょう。
「10分程度は浸かる」と言いましたが、連続した10分にする必要はありません。2、3回に分けて合計10分でもOKです。

あまりに長時間の入浴になると、たくさん汗をかき、体が想像以上に脱水傾向になってしまいます。

さらに、深部体温が上がると、血管が拡張して血圧が下がりやすくなります。普段から立ちくらみなどがある人は、浴槽から出る際に、十分に注意しましょう。

お風呂から出た後は、できるだけ、ポカポカした状態を保つようにしてください。

暑いからといって、扇風機やクーラーで体を急激に冷やすのはやめましょう。血管を収縮させてしまい、血圧も大きく変動してしまいます。体をしっかり拭いてから、バスタオルで体を覆って、熱を逃がさないようにしてください。

そうして、入浴後15分程度は体を温めたまま、血流を全身に巡らせるように、安静に過ごしましょう。

体は脱水傾向になっていますから、水分補給を忘れずに。

眠るのは90分後

自然な眠りは、深部体温がゆっくりと下がっていく過程で誘発されることがわかっています。

あなたも、眠くなってきた時に、体がポカポカするのを感じたことはありませんか？

あれは、手足の血管に血流を増やすことで熱を放散させて、深部体温を下げているのです。

入浴後、体の深部体温は普段よりも約1℃上昇しています。このプラス1℃から普段の深部体温に戻るまでに、大体90分くらいかかります。そのため、**入浴してからおよそ90分後を就寝時間に設定するのが、一番効率がいい**と言えるでしょう。

この**90分間は、眠る準備をする時間**です。

パソコンやスマホを触るなど、脳を覚醒させる行為はできる限り避けましょう。照明はやや落として読書や音楽を楽しむなど、自分がリラックスできる環境で過ごしてください。

いきなりこれら全てを毎日実践するのは難しいと思いますので、まずは休日に少しずつチャレンジしてみましょう。

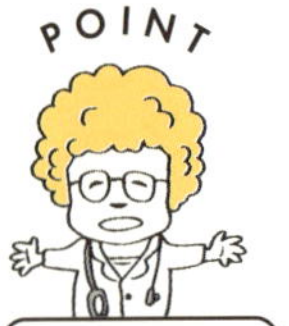

グッスリ快眠のコツは、①41℃・10分間の入浴、②入浴後15分は体を保温、③上がって90分後にベッドへ。

泣きたいほどつらい

涙を流すほうがラクになれる

涙が持つカタルシス効果

つらい時、あなたは涙をグッと我慢しているのではないでしょうか。

でも、泣いてもいいんです。つらい時は、涙を流してもいいんですよ。

止まない雨はないし、止まらない涙はありません。

我慢することのほうが、心に負担をかけてしまいます。

泣いているのは、あなただけじゃありません。実は、皆こっそり、愚痴を言ったり、泣いたりしています。

涙を流すことは精神的にもプラスに働きます。

なぜなら、泣くことには**「カタルシス効果」**があるからです。

カタルシスとは、日本語に訳すと「浄化」。心の中のモヤモヤや悩みがスーッと洗い流され、心地よく感じることを言います。

言葉を発しなくても、涙を流すことだけで、カタルシス効果があります。

その理由の1つに、自律神経のバランスが挙げられます。涙を流すと、副交感神経が優位になります。副交感神経は、眠る時などリラックスした状態で優位になるのでしたね。

泣く時に、どこか緊張の糸が切れたように、涙がドバッとあふれ出す感覚を感じたことがあるでしょう。さらに、「涙が枯れる」ほど大泣きした後は、スッキリして、どこかリラックスした感覚を抱く人も多いと思います。

さらに、涙を流す行為は、**周囲の助けを呼び込みます。**

もし、あなたの大切な友達が、ボロボロと涙を流していたらどうしますか。

恐らくあなたは駆け寄って、「大丈夫?」と声をかけるのではないでしょうか。

それと一緒で、あなたが涙を流すと、周囲から人が駆け寄ってくる——つまり、「助けを呼び込む」ことになります。これは、「SOSを出すのが苦手」という人にこそ、とても大きな助けになります。

とはいえ、そういった人ほど真面目で、「人前で泣くのはダメなことだ」と、強く自分を律してしまう傾向にあります。

さらに、世の中には「大人になってまでメソメソ泣くな!」と、泣くこと自体を批判する人もいます。

それが親や上司など、あなたにとって影響力の大きい人であれば、なおさらその意見を正面から受け止め、それが頭から離れなくなり、誰の前でも涙を流せなくなってしまいます。

だからこそ、比較的元気な時に、**「この人の前なら涙を流せる」という存在を探**

しておきましょう。

「そんな人いないよ……」という方も、大丈夫です。

その場合は、**あなたが接する機会の多い人**でかまいません。

特定の人の前で涙を流すこと自体が、大きな自己開示になります。

自分の弱さをさらけ出すことによって、相手も心を開きやすくなるため、お互いに関係が深くなり、より必要な助けを呼び込めるようになるのです。

世間的には、まだまだ泣くことに対する印象はよくないのかもしれません。

しかし、今まで涙を流すことを我慢してきたあなたにこそ、私はこう伝えたいです。

「どうか、泣く勇気を持ってください。泣けるあなたは、とても強いのです」

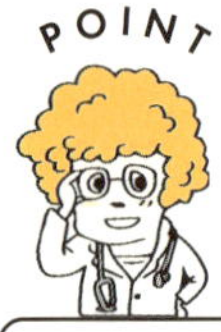

泣くことには心をスッキリさせる「カタルシス効果」あり。
今から「この人の前なら泣ける」相手を探そう。

疲労回復になる息抜きは？

疲れた時こそ甘いものを〝食べない〟

気分転換のはずが……

疲れた時に、ついついほしくなるチョコレートなどの甘い食べ物。
糖分を摂ると、なぜか疲れが和らぐような感覚になりますよね。
しかしながら、実際はまったく逆。
糖分を摂ることで、さらなる疲労を生み出してしまう可能性があるのです。
そのため、産業医として、間食で糖分の多いお菓子を食べるのはおすすめできません。
それでは、なぜ甘いものを食べると、疲れが増してしまうのでしょうか。

そのキーワードとなるのが、「血糖値の乱高下」です。

人の体は、糖分を摂取すると、一気に血糖値が上昇します。すると、上がった血糖値を下げるために、すい臓からインスリンが分泌されます。しかし、急激に血糖値が上がったため、すい臓としても、「どれくらいの量のインスリンを分泌すればいいのか」が正確にはわかりません。

そのせいで、時には必要以上にインスリンを分泌してしまい、血糖値がガクンと下がることがあるというわけです。

急に上昇させた血糖値を、急に下降させる——このような血糖値の乱高下が起これば、体にとって大きな負担を与えることは言うまでもありません。

どうしても食べたい時は

このように、血糖値の乱高下がひどいことを、「血糖値スパイク」と言います。

今まで糖尿病だと診断されていない人であっても、食後の血糖値が140㎎／dl

以上になっている人は、血糖値スパイクを持っていることが疑われます。

しかし、健康な人は、食後に血糖値を測る機会がないため、相当数が見逃されているのではないかと言われています。

血糖値が下がりすぎると、脳に必要な糖分が十分に行き渡りません。

一般的に低血糖は70㎎／dl以下からと言われますが、50㎎／dl以下となれば、意識に関わるような症状も出てきます。

もちろんそれ以外の症状もありますし、50㎎／dl以下になるまでにも色々な症状が出てきます。例えば、イライラ、思考力の低下、動悸や冷え、震えなども……。

このように血糖値の乱高下は体に大きな負担となるため、疲れたからといって不必要に甘いものを食べるのはおすすめできないのです。

それでも、「どうしても甘いものを食べたい！」という時はありますよね。

一生、間食をしないというわけにもいきません。

対策としては、**食べた直後に、階段の上り下りなどの軽い運動をする**といいでしょう。

体を動かすと、全身の血流の巡りがよくなります。手や足などの細い血管にも血流がスムーズに流れれば、胃腸に流れる血液を減らすことができます。それにより胃腸の動きは普段より少し鈍るので、糖分の吸収スピードがゆっくりになり、血糖値の急激な上昇を防ぐことができるのです。

なるべく、「疲れたら甘いもの」という習慣はやめてほしいと思います。

甘いものを食べる代わりに、少しの間オフィスの外に出て、日光浴で体を温めるのもおすすめ。副交感神経が刺激されて疲れがとれやすくなりますよ。

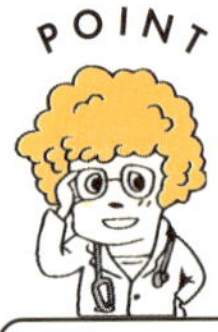

「疲れたら甘いもの」は、実はNG。どうしても食べたいなら、食後にすぐ運動を。

ホッとできる瞬間がない

生活に手軽&便利なアロマをプラス

匂いが気持ちを左右する

「香り」を上手に活用し、副交感神経を刺激してイライラや不安を落ち着かせることができます。

近年、医療においても、気分を落ち着かせることを目的として、アロマオイルが活用されています。

実際に、精神科や産婦人科、緩和ケア科などでは、診療にアロマオイルを使い、患者さんにリラックスした空間・時間を提供する先生もいらっしゃるんですよ。

アロマにはたくさんの種類があり、それぞれ効果・効能は違います。

ここでは簡単に、匂いがなぜリラックスと結びつくのかを説明したいと思います。

脳の解剖学的な面からも、「匂いを感じること」と「感情」が密接に関わっていることがわかっています。

嗅覚を支配する神経（嗅神経）は、脳のど真ん中を走っています。その近くには、記憶を司る海馬や、感情を司る扁桃体などがあります。

つまり、嗅神経は、記憶や感情を司る大切なエリアにつながっているため、匂いと記憶・感情も、密接につながっていると言えるのです。

身近な例で言うと、ある匂いをかいで「あっ！　これはおばあちゃんの家の匂いと同じだ」と感じるなど、香りから過去の記憶を思い出すことが、あなたにもあるのではないでしょうか。

他にも、何かの匂いに対してすごく嫌な気持ちになったり、あるいは心地よい感覚を抱いたり、匂いで感情を揺さぶられた経験があると思います。

これが香りの効果であり、それをうまく利用したのがアロマの効能なのです。

現時点で、様々な研究を経て、ある程度のエビデンスがあると言えるのは、ラベンダーです。

ラベンダーは、たかぶった交感神経の働きを抑えてリラックスさせる効果があり、イライラや不安で落ち着かない時に有効です。

会社からヘトヘトになって帰ってきた時、ラベンダーの香りをかぐのは、副交感神経を優位にし、自然な眠りにつくのに役に立つでしょう。

湯船を贅沢なリラックス空間に

アロマのいいところは、使い方が難しくなく、簡単に持ち運びできる点にもあります。

アロマオイルを選ぶ際は、不純物の入っていない精油にしてください。

使い方としては、仕事中などでイライラした時に、ハンカチに精油を1、2滴染み込ませて、香りを楽しむだけ。これで十分な効果が得られます。

何滴も使って強い匂いにしてしまうと、鼻が慣れて、それによってさらに強い匂いを必要としてしまうので、気をつけてください。

228ページの「お風呂を活用してリフレッシュ」でも述べたように、入浴はリラックスに有効なので、アロマオイルを活用すると、さらに効果的です。

ただし、湯船に直接精油を入れるのは絶対にやめましょう。

精油は水には溶けないので、皮膚に付着して様々な皮膚トラブルを引き起こす可能性があります。

お風呂では、洗面器にお湯を入れ、その中に数滴の精油を加えて、浴室内に香りが充満するようにすれば完成です。

ラベンダー以外にも、自分の好きな香り、自分に合った香りを見つけてみてください。

産業医をしているからこそわかりますが、イライラしたり不安になったりした時、自分の感情をすぐにコントロールできる人はまだまだ少数派でしょう。

そうなるようにするためのサポート役として、アロマはとても心強い存在です。

もし、あなたが「今まで感情をコントロールするために色々と試したけれど、うまくいったことがない」というのでしたら、ぜひ一度、アロマを取り入れてみてください。

POINT

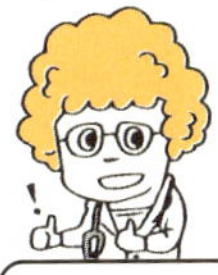

好きなアロマオイルをハンカチに1、2滴染み込ませる。お風呂で洗面器のお湯に入れて、香りを楽しむのも◎！

いつも緊張・不安でいっぱい

心をほぐしてくれるバタフライハグ

手をクロスして肩をトントン

誰しも、生きていれば必ず緊張や不安で心が締めつけられるような経験をします。そんな時に、その締めつけを和らげてくれるのが、「バタフライハグ」という技法です。

バタフライハグは、ＥＭＤＲ（Eye Movement Desensitization and Reprocessing：眼球運動による脱感作と再処理法）という、エビデンスの高い心理療法から派生した方法です。

ＥＭＤＲは、眼球運動を利用した、ＰＴＳＤ（心的外傷後ストレス障害）に対する心理療法で、それ以外の精神疾患などでも、治療の成功例がいくつも報告されています。

そして、ここから派生したのが、バタフライハグです。

このバタフライハグは、メキシコのアルティガス博士という人物が考案し、メキシコで起きた地震の被災者に対して用いられました。

ＥＭＤＲと違い、日常で不安が急に襲ってきた時に応急処置として利用でき、やり方もすごく簡単という利点があります。

①まず、解消したい不安や心配事を頭に描く
②目を閉じる
③右手を左肩に、左手を右肩に置く
④この状態で左右の肩を交互に、２分間リズミカルにトントンと叩き続ける

③を実際にやっていただくとわかりますが、手が胸の前でクロスし、蝶のような

形になるので、「バタフライハグ」と名づけられています。

④でトントンと叩く速さは0.5秒おきですので、左右で1秒になります。2分で効果がなければ、しばらく続けてもOKです。

資格試験や大事なプレゼンの直前といった緊張する場面や仕事で不安を感じた時に、ぜひ取り入れてみてくださいね。

POINT

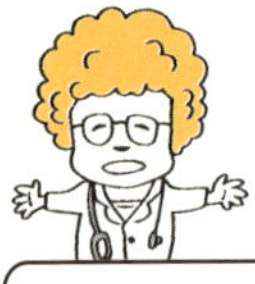

不安や緊張を取り去るバタフライハグ。
やり方は「胸の前で手をクロスし、両肩を交互にトントントン」。

おわりに
ラフに働いていきましょう！

最後までお読みくださり、ありがとうございました。

厚労省の発表では、２０１７年の1年間に過労死や過労自殺（未遂を含む）で労災認定された人は、１９０人にのぼりました。

近年、この数は横ばいとなっていますが、これは労災「認定」された人数ですので、実際に過労死した人の数は、これよりはるかに多いのではないかと感じます。

日本のどこかで、１日１人以上が過労死している可能性すらあります。

あなたの職場でも、「残業が当り前」「上司より先に退社できない」といった雰囲気がありませんか？　もちろん、ルールではないものの、「従わないといけない」という社内の同調圧力が存在している組織がかなり多いと思います。

現代社会において、「社員は家族。かけがえのない存在です」というモットーを掲げている会社はたくさんあります。

その言葉どおりなら何も問題はないのですが、残念ながら、産業医としていくつもの会社を訪問している目線から述べると、「実態はほど遠い」のが現状です。

そもそも、これだけリストラや早期退職などが叫ばれている中で、どこまで本気で「社員は家族」と考えているのかは疑問です。

他にも、「アットホームな会社です」と宣伝文句を掲げていながら、その空気が強くなりすぎて、新人を排除するような雰囲気の会社すらあります。

あなたが、心身の調子を崩し、本当に困って何もできなくなった時、会社はどこまで助けてくれるでしょうか。

これまでに何度もお話ししてきましたが、「自分のことは自分でしか守れない」という大前提を、いつも忘れずにいてほしいと思います。

現代は、アルバイトや派遣社員などの多種多様な雇用形態が存在します。さらに、ＩＴやＡＩの発展もあり、テレワーク（在宅勤務）など、今までは考えられなかった働き方も生まれました。

このような現状では、1つの会社に所属する安心感やコミュニケーションの密度が弱まり、職場で不適応を起こしたり、精神面の不調が出るのも無理はないと思います。

世の中には、「すぐに逃げるな」と忠告する人が一定数います。しかし、そうした人が、あなたが苦しい時に救いの手を差し出してくれるわけではありません。

私は、逃げられるうちに逃げることが、とても大切だと考えます。

この世の中で、あなたが所属する会社や組織は、たった1つではありません。

あなたがあなたらしくいられる居場所は、必ずたくさんあります。

自分の心と体を犠牲にしてまで続けるべき仕事は1つもないことを、決して忘れないでください。

最後になりましたが、出版に際して、昼夜問わず私のわがままに付き合い、ご尽力くださった大和出版編集部の北川佑佳さんには、最初から最後までずっとお世話になりました。

さらに、医師の活動する場所が病院内だけに留まる必要はなく、医師として患者さんと接する本当の心構えを一から教えていただいた国分病院の木下秀夫先生に、この場をお借りして、多大なる感謝を記させていただきます。

あなたがこの本から、自分自身を守るためのヒントを見つけて、大ざっぱに笑える、ラフな生き方ができるようになることを心から願っています。

井上智介

【参考文献】

・『心理臨床大事典［改訂版］』氏原寛・成田善弘・東山紘久・亀口憲治・山中康裕（共編）（培風館）
・『感情の問題地図』関屋裕希（技術評論社）
・『カプラン臨床精神医学テキスト DSM-5診断基準の臨床への展開 第3版』井上令一（日本語版監修）、四宮滋子・田宮聡（監訳）（メディカルサイエンスインターナショナル）
・『クラッシャー上司』松崎一葉（PHP研究所）
・『人生がうまくいく人の自己肯定感』川野泰周（三笠書房）
・『図解 やさしくわかる認知行動療法』福井至・貝谷久宣（監修）（ナツメ社）
・『中高年に効く！ メンタル防衛術』夏目誠（文春新書）
・『自己肯定感、持っていますか？』水島広子（大和出版）
・『大人のための「困った感情」のトリセツ』水島広子（大和出版）
・『精神科医が教える 人間関係がラクになる すぐできるコツ』保坂隆（三笠書房）
・『カイシャの3バカ 会議好き、規則好き、数字好き』榎本博明（朝日新書）

1万人超を救ったメンタル産業医の
職場《しょくば》の「しんどい」がスーッと消《き》え去《さ》る大全《たいぜん》

2019年 8 月 31 日　　初版発行
2025年 2 月 26 日　　15刷発行

著　者……井上智介《いのうえともすけ》
発行者……塚田太郎
発行所……株式会社大和出版
東京都文京区音羽 1-26-11　〒112-0013
電話　営業部 03-5978-8121 ／編集部 03-5978-8131
https://daiwashuppan.com
印刷所……誠宏印刷株式会社
製本所……株式会社積信堂

ISBN978-4-8047-6332-3

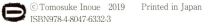